Saurabh Agarwal
Navpreet Kaur

Factores de estilo de vida que afectam a saúde oral

Saurabh Agarwal
Navpreet Kaur

Factores de estilo de vida que afectam a saúde oral

Estilo de vida e saúde bucal

ScienciaScripts

Imprint

Cover image: www.ingimage.com

This book is a translation from the original published under ISBN 978-620-8-41663-8.

Publisher:
Sciencia Scripts
is a trademark of
Dodo Books Indian Ocean Ltd. and OmniScriptum S.R.L publishing group

120 High Road, East Finchley, London, N2 9ED, United Kingdom
Str. Armeneasca 28/1, office 1, Chisinau MD-2012, Republic of Moldova, Europe
Managing Directors: Ieva Konstantinova, Victoria Ursu
info@omniscriptum.com

Printed at: see last page
ISBN: 978-620-8-52665-8

Índice

INTRODUÇÃO

O estilo de vida está intimamente associado a modos de vida específicos, promovidos através da publicidade e de formas de branding. Trata-se de um conceito difuso, frequentemente utilizado para designar a forma como as pessoas vivem, reflectindo toda uma série de valores, atitudes e actividades sociais, e é composto por padrões culturais e comportamentais e hábitos pessoais ao longo da vida (por exemplo, atividade física, alimentação, tabagismo e alcoolismo) que se desenvolveram através do processo de socialização e que são aprendidos através de interações sociais com os pais, grupos de pares, amigos e irmãos ou através da escola e dos meios de comunicação social. Afecta também a saúde, onde alguns dos problemas de saúde actuais, como as doenças coronárias, os cancros e a toxicodependência, foram demonstrados nos países em desenvolvimento e noutros locais, sendo os comportamentos prejudiciais à saúde oral mais comuns nos indivíduos de estatuto sociodemográfico mais baixo.[1] Note-se que nem todos os factores do estilo de vida são prejudiciais. Há muitos que podem efetivamente promover a saúde. Exemplos disso são a alimentação adequada, o sono suficiente, a atividade física suficiente, etc. A saúde é tanto uma consequência do estilo de vida de um indivíduo como um fator que o determina. Comportamentos como o tabagismo, o exercício físico, a atividade na vida quotidiana, o consumo de álcool, a alimentação, as práticas de autocuidado, os contactos sociais e o estilo de trabalho são factores importantes que contribuem para o estado de saúde da população e para as variações da falta de saúde com a idade.[2]

O termo "saúde oral" descreve a condição de ter uma mente sã. O comportamento em matéria de saúde oral refere-se à influência de caraterísticas como as escolhas alimentares, os padrões de utilização dos cuidados dentários e a higiene da saúde oral na saúde geral. Devem ser consumidos alimentos com um valor nutricional adequado, como alimentos ricos em vitamina E, C e cálcio, e beber uma quantidade adequada de água. Os alimentos que incluem determinadas cores, produtos químicos e ricos em cafeína também afectam os dentes. A saúde oral adequada é obtida através de refeições que contêm nutrientes que são bons para os dentes. A utilização de serviços dentários, em particular de tratamentos dentários, pretende apoiar a promoção de uma boa saúde dentária, uma vez que mantém um controlo da higiene dentária.[3]

De acordo com a Fédération Dentaire Internationale (FDI), "a saúde oral é multifacetada e inclui a capacidade de falar, sorrir, cheirar, saborear, tocar, mastigar, engolir e transmitir uma série de emoções através de expressões faciais com confiança e sem dor, desconforto e doenças do complexo craniofacial". O estilo de vida é um comportamento associado a um indivíduo ou a um grupo. O estilo de vida é uma forma geral de viver, que se baseia na interação entre as condições de vida e os padrões individuais de comportamento, determinados por factores socioculturais e caraterísticas pessoais[4].

A saúde oral pode ser afetada por várias doenças, nomeadamente a cárie, a doença periodontal e o cancro oral. Estas doenças são multifactoriais, o que significa que podem ser responsáveis por vários factores que interagem entre si. Os factores que possivelmente contribuem para estas doenças, direta ou indiretamente, incluem o estado de saúde, a dieta, a atividade física, o tabagismo, o microbioma, a higiene oral e outras condições dentárias e médicas. Além disso, várias doenças crónicas e infecciosas têm manifestações orais devido a factores relacionados com o estilo de vida ou podem ter um forte impacto na comunidade dentária. Além disso, as micropartículas (por exemplo, em escovas de dentes, pastas dentífricas, pastilhas elásticas, etc.) e certos micro e macro nutrientes podem afetar a saúde oral. As escolhas de estilo de vida afectam a saúde oral, bem como toda a comunidade dentária. São responsáveis por múltiplos desafios na prática dentária, na educação dentária e no controlo das infecções. Exige o desenvolvimento de estratégias de saúde pública, como a fluoretação da água na comunidade, políticas de redução do açúcar, programas de cessação do tabagismo, programas escolares de selagem, instrução sobre higiene oral e promoção da saúde oral. [5] A urbanização, a industrialização e a socialização trazem mudanças na vida social e afectam a saúde oral e geral das pessoas. As empresas nacionais e multinacionais de alimentos/bebidas promovem os seus produtos em massa em e têm um impacto negativo no padrão alimentar dos indivíduos em geral e das crianças em particular. Um bom exemplo de tais campanhas publicitárias nos meios de comunicação social no nosso país é a do *"Pan-Supari"*, potencialmente uma causa comprovada de cancro oral, mesmo em crianças. Por outro lado, as campanhas de promoção da saúde são insignificantes e as autoridades sanitárias não estão atentas a este problema crescente de cancro nas crianças devido ao Pan-Supari.[6] Os agentes mediadores entre a obesidade e um estilo de vida pobre são as actividades de lazer. O facto de as crianças verem televisão durante muito tempo promove o consumo de alimentos não saudáveis ricos em gordura, bebidas e snacks açucarados, açúcar e sal, nutrientes associados à obesidade, expondo-as assim a taxas mais elevadas de cáries e outras doenças crónicas.[7]

Assim, no contexto sócio-comportamental da saúde oral, o estilo de vida serve como um importante fator de modificação dos resultados da saúde oral. O estilo de vida está intimamente relacionado com a rede social, a sócio-demografia e a sócio-economia. Assim, é necessária uma abordagem mais abrangente que incorpore todas as variáveis sociais, económicas, físicas e biológicas associadas ao estilo de vida que podem ter um efeito significativo na saúde oral. Na presente dissertação, foi feita uma tentativa de incorporar todas essas variáveis relacionadas com o estilo de vida e de estudar o seu efeito na saúde oral.

DEFINIÇÃO DE ESTILO DE VIDA

"O estilo de vida é um modo de vida baseado em padrões de comportamento identificáveis, que são determinados pela interação entre as caraterísticas pessoais de um indivíduo, as interações sociais e as condições de vida socioeconómicas e ambientais".[8]

Glossário de Promoção da Saúde da OMS, 1998

OUTRAS DEFINIÇÕES

"A sua capacidade de mostrar o indivíduo a viver, a atuar e a morrer como um todo indivisível, no contexto mais próximo das tarefas da sua esfera de vida, desperta a nossa admiração pelo seu trabalho ao mais alto grau", "a plenitude da sua individualidade."[9]

Adler (1933)

"Os estilos de vida são padrões de escolhas (comportamentais) a partir das alternativas disponíveis para as pessoas, de acordo com as suas circunstâncias socioeconómicas e a facilidade com que podem escolher certas alternativas em vez de outras."[9]

OMS, 1986

"Estilo de vida é o padrão distintivo de comportamento pessoal e social caraterístico de um indivíduo ou de um grupo."[9]

Carne de vitela (1993)

"Padrões colectivos de comportamento relacionados com a saúde baseados em escolhas entre opções disponíveis para as pessoas de acordo com as suas oportunidades de vida."[9]

Cockerham et al. (1997)

"Um estilo de vida é um padrão de actos repetidos que são dinâmicos e, em certa medida, ocultos para o indivíduo, e que envolvem a utilização de artefactos. Este estilo de vida baseia-se em crenças sobre o mundo, e a sua constância ao longo do tempo é conduzida por intenções de atingir objectivos ou sub-objectivos desejados. Por outras palavras, um estilo de vida é um conjunto de hábitos que são dirigidos pelo mesmo objetivo principal."[9]

Jensen (2009)

FACTORES DE ESTILO DE VIDA QUE AFECTAM A SAÚDE ORAL

O estilo de vida é um comportamento associado a um indivíduo ou a um grupo. O estilo de vida é uma forma geral de viver, que se baseia na interação entre as condições de vida e os padrões individuais de comportamento, determinados por factores socioculturais e caraterísticas pessoais. Os factores de risco mais importantes para as doenças não transmissíveis incluem a hipertensão arterial, o colesterol elevado, a ingestão inadequada de frutas e legumes, o excesso de peso e a obesidade, a inatividade física, o consumo de tabaco, uma dieta pouco saudável, o consumo nocivo de álcool e uma má higiene oral, todos eles considerados factores de risco para as doenças orais[4].

A saúde oral pode ser afetada por várias doenças, nomeadamente a cárie, a doença periodontal e o cancro oral. Estas doenças são multifactoriais, o que significa que podem ser responsáveis por vários factores que interagem entre si. Os factores que possivelmente contribuem para estas doenças, direta ou indiretamente, incluem o estado de saúde, a dieta, a atividade física, o tabagismo, o microbioma, a higiene oral e outras condições dentárias e médicas.[5] As doenças orais estão intimamente ligadas ao estilo de vida. A saúde dentária engloba a probabilidade de fazer escolhas saudáveis em relação à dieta, ao tabagismo, ao tabaco, à higiene oral e à utilização de serviços de saúde dentária. O aumento do consumo de alimentos açucarados, especialmente produtos de padaria e bebidas gaseificadas, aumenta a prevalência de cáries dentárias. Este padrão alimentar pouco saudável é mais comum em crianças e adolescentes, razão pela qual a cárie dentária é considerada uma doença da infância. A falta de higiene oral desde a idade precoce até à idade adulta resulta na acumulação de placa bacteriana e de cálculos, que são os principais factores etiológicos da gengivite (inflamação das gengivas) e da periodontite (inflamação dos tecidos de suporte dos dentes).[6]

O conceito de estilo de vida realça as caraterísticas pessoais de um indivíduo e permite estudar o comportamento num sentido mais amplo. No entanto, não existe um conceito uniforme sobre o que compõe um "estilo de vida". Breslow recomendou sete hábitos que podem ser considerados para um estilo de vida globalmente saudável, tais como dormir adequadamente, não fumar, beber álcool ocasionalmente, manter um bom peso, fazer exercício físico de rotina, tomar o pequeno-almoço diariamente e comer menos entre as refeições[10].

A saúde dentária refere-se ao estado de saúde mental e de bem-estar. O comportamento em matéria de saúde dentária refere-se ao efeito de caraterísticas compostas por higiene da saúde oral, preferências nutricionais e o padrão de utilização de serviços dentários na saúde dentária. O estilo de vida é o estilo de vida que reflecte atributos, atitudes e valores. Com as definições acima referidas, podemos dizer que o comportamento em matéria de saúde dentária se refere a diferentes estilos de vida na saúde dentária.

Comportamentos em matéria de saúde dentária

Estes são os dois principais comportamentos de saúde dentária, incluindo:

1. **Higiene oral**: O dentista de Commack, Dr. Perrino, um dentista especialista com anos de experiência, descreve a higiene oral como práticas e condições que promovem uma boa saúde oral. Envolve actividades realizadas para ajudar a proteger e preservar a boca de doenças. As actividades praticadas para preservar a saúde oral incluem:

1. Visita ao dentista
2. Escovar os dentes duas vezes por dia; de manhã e à noite, antes de se deitar
3. Uso de fio dental após as refeições

2. **Preferências nutricionais**: Refere-se aos alimentos preferidos que são ricos em nutrientes específicos.

Estes nutrientes são benéficos para a saúde oral. Da mesma forma, os alimentos contêm nutrientes específicos que são prejudiciais à saúde oral. A abstenção de alimentos com nutrientes benéficos para a saúde oral resulta em doenças orais.

3. **Utilização de serviços dentários**: Os serviços e produtos dentários específicos foram concebidos para ajudar a promover um bom comportamento em matéria de saúde dentária. A adoção de um padrão de utilização de serviços e produtos dentários autorizados e de confiança é um excelente comportamento em matéria de saúde dentária.

Estilos de vida que influenciam o comportamento em matéria de saúde dentária

Os estilos de vida que influenciam o comportamento em matéria de saúde dentária são classificados em dois: Estes estilos de vida são:

- **Estilos de vida que influenciam negativamente o comportamento em matéria de saúde dentária**: São atributos, atitudes e valores que são prejudiciais à saúde oral. Estes estilos de vida são:
- Comer refeições pouco saudáveis, como refeições com elevado teor de açúcar. Estas refeições resultam em doenças orais como cáries dentárias, cáries e muito mais.
- O consumo regular de drogas e álcool resulta em doenças dentárias porque estas substâncias contêm químicos que são prejudiciais à saúde oral.
- Negligenciar a higiene oral resulta na acumulação de bactérias na boca. Estas bactérias acabam por causar danos na boca sob a forma de várias doenças orais.

- O cerramento e o ranger dos dentes fazem com que estes percam a sua forma.
- Praticar desporto sem utilizar equipamento de proteção da boca.
- **Estilos de vida que influenciam positivamente o comportamento em matéria de saúde dentária**: Estes são atributos e valores que preservam a saúde oral. São eles:
- Visitas regulares ao dentista para aconselhamento oral e cumprimento dos conselhos do dentista.
- Abstenção de substâncias nocivas para a saúde oral.
- Prestar atenção à ingestão de refeições saudáveis com nutrientes que ajudam a saúde oral.
- Praticar uma boa higiene oral.

- Abster-se de cerrar e ranger os dentes. Se possível, recorrer a tratamentos e terapias contra o bruxismo para ajudar a ultrapassar este hábito.
- Procure utilizar equipamentos de proteção que protejam a boca quando pratica actividades desportivas. Os equipamentos de proteção, como capacetes e protectores bucais, são adequados para proteger a boca[11].

Há muitos factores que afectam o estilo de vida

A) **DIETA**

Podemos comer diferentes tipos de alimentos, como dal, chapatti, pão, arroz, legumes, leite, lassi, etc. Todos estes diferentes tipos de alimentos fornecem-nos nutrientes que nos mantêm saudáveis e activos. É importante saber quais os alimentos que devemos comer para nos mantermos saudáveis.

A ciência dos alimentos e dos nutrientes e da sua ação na nossa saúde chama-se **Nutrição.**

A nutrição e a saúde são, de facto, duas faces da mesma moeda. São, portanto, inseparáveis. A saúde depende, em grande medida, da nutrição e a nutrição depende da ingestão de alimentos. Assim, a alimentação é o fator mais importante para a saúde e a boa forma física.

- **Os alimentos** podem ser definidos como qualquer coisa sólida ou líquida que, quando engolida, digerida e assimilada pelo organismo, lhe fornece substâncias essenciais chamadas nutrientes e o mantém bem. É a necessidade básica da vida. Os alimentos fornecem energia, permitem o crescimento e a reparação de tecidos e órgãos. Também protege o corpo contra doenças e regula as funções corporais.

- **A nutrição** é definida como a ciência dos alimentos, dos nutrientes e de outras substâncias que estes contêm; e das suas acções no organismo, incluindo a ingestão, a digestão, a absorção, o metabolismo e a excreção. Embora isto resuma as dimensões fisiológicas, a nutrição tem também dimensões sociais, psicológicas e económicas.

- **Os nutrientes** são os constituintes dos alimentos que devem ser fornecidos ao organismo em quantidades adequadas. Estes incluem hidratos de carbono, proteínas, gorduras, minerais, vitaminas, água e fibras. Precisamos de uma vasta gama de nutrientes para nos mantermos saudáveis. A maioria dos alimentos contém mais do que um nutriente, como o leite que contém proteínas, gorduras, etc. Os nutrientes podem ser classificados como macronutrientes e micronutrientes com base na quantidade necessária a ser consumida por nós todos os dias.[6]

Os macronutrientes (ou seja, hidratos de carbono, proteínas e gorduras) fornecem a energia necessária para os processos celulares necessários ao funcionamento diário. Os micronutrientes (ou seja, vitaminas e minerais) são necessários em quantidades comparativamente pequenas para o crescimento, desenvolvimento, metabolismo e funcionamento fisiológico normais.

Os hidratos de carbono são a principal fonte de energia da alimentação e encontram-se em maior abundância nos cereais, frutos, legumes e vegetais. Em termos de benefícios para a saúde, os cereais integrais são preferíveis aos cereais transformados, uma vez que estes últimos são desprovidos de gérmen e farelo durante o processo de moagem, o que resulta em menores quantidades de fibras e micronutrientes. O aumento da ingestão de cereais integrais reduz o risco de doenças coronárias, acidentes vasculares cerebrais, doenças cardiovasculares e cancro, bem como o risco de mortalidade por qualquer causa, doenças cardiovasculares, cancro, doenças respiratórias, diabetes e doenças infecciosas. As frutas e os legumes frescos fornecem energia, bem como fibras alimentares, que promovem a sensação de saciedade e têm efeitos positivos na função gastrointestinal, nos níveis de colesterol e no controlo glicémico. Além disso, as frutas e os legumes frescos são fontes importantes de fitoquímicos (por exemplo, polifenóis, fitoesteróis, carotenóides), que são compostos bioactivos que se acredita conferirem muitos dos benefícios para a saúde associados ao consumo de frutas e legumes. Estes fitoquímicos proporcionam alguns benefícios na obesidade e na diabetes.

As proteínas alimentares fornecem uma fonte de energia, bem como aminoácidos, incluindo aqueles que o corpo humano necessita mas não consegue produzir por si próprio (ou seja, aminoácidos essenciais). As proteínas alimentares provêm de fontes animais (carne, lacticínios, peixe e ovos) e vegetais (leguminosas, produtos de soja, cereais, frutos secos e sementes), sendo as primeiras consideradas uma fonte mais rica devido à variedade de aminoácidos, à elevada digestibilidade e à maior biodisponibilidade. A ingestão adequada de proteínas na dieta é importante para manter a massa corporal magra ao longo da vida. Nos adultos mais velhos, as proteínas desempenham um papel importante na prevenção da perda de massa muscular esquelética relacionada com a idade, na preservação da massa óssea e na redução do risco de fratura. Para os idosos que não obtêm proteínas adequadas através da sua alimentação, a suplementação com aminoácidos pode melhorar a força e o estado funcional.

As gorduras (ou lípidos) são os principais componentes estruturais das membranas celulares e são também fontes de energia celular. As gorduras alimentares dividem-se em 4 categorias: gorduras monoinsaturadas, gorduras polinsaturadas, gorduras saturadas e gorduras trans. Entre os tipos de gorduras alimentares, as gorduras insaturadas estão associadas a riscos cardiovasculares e de mortalidade reduzidos, enquanto as gorduras trans e, em menor grau, as gorduras saturadas estão associadas a impactos negativos na saúde, incluindo o aumento do risco de mortalidade.

As insuficiências de vitaminas e minerais têm sido implicadas no envelhecimento celular e nas doenças de início tardio, uma vez que a escassez conduz a perturbações metabólicas crónicas. De acordo com estas observações, a ingestão dietética adequada ou a suplementação com micronutrientes com propriedades antioxidantes (por exemplo, vitaminas A, C e E, cobre, zinco e selénio) tem sido sugerida como um meio de reduzir o risco e a progressão de doenças relacionadas com a idade. A água é o principal componente do corpo, constituindo a maior parte da massa corporal magra e do peso corporal total. A água não só proporciona hidratação como também transporta micronutrientes, incluindo oligoelementos e electrólitos. A água potável pode fornecer até 20% da dose diária recomendada de cálcio e magnésio. A nossa compreensão das necessidades de água e do efeito da água na saúde e na doença é limitada, embora o aumento global da ingestão de bebidas com elevado teor calórico tenha voltado a chamar a atenção para a importância da água para a manutenção da saúde e a prevenção da doença. [12]

Dieta equilibrada

Um regime alimentar equilibrado é aquele que inclui uma variedade de alimentos em quantidades adequadas e proporções corretas para satisfazer as necessidades diárias de todos os nutrientes essenciais, tais como proteínas, hidratos de carbono, gorduras, vitaminas, minerais, água e fibras. Um regime alimentar deste tipo ajuda a promover e a preservar a boa saúde e proporciona também uma margem de segurança ou uma reserva de nutrientes para suportar períodos curtos de privação quando estes não são fornecidos pelo regime alimentar.

A margem de segurança é responsável pelos dias de jejum ou pela deficiência a curto prazo de determinados nutrientes na dieta diária. Se a dieta equilibrada satisfizer as Dose Diária Recomendada (DDR) para um indivíduo, então a margem de segurança já está incluída, uma vez que as DDR são formuladas tendo em conta as doses extra.

Dose Diária Recomendada = Necessidades + Margem de segurança

Uma alimentação equilibrada tem em conta os seguintes aspectos:

1. Inclui uma variedade de produtos alimentares
2. Cumpre a DDR para todos os nutrientes
3. Inclui nutrientes nas proporções corretas
4. Proporciona uma margem de segurança para os nutrientes
5. Promove e preserva a saúde
6. Mantém um peso corporal aceitável para a altura[13].

FIGURA 1- PIRÂMIDE DO GUIA ALIMENTAR

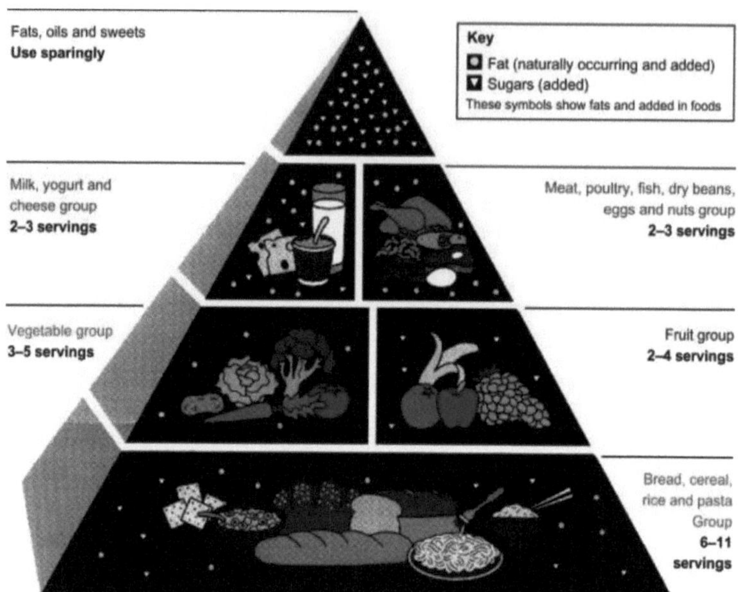

A pirâmide alimentar é uma representação gráfica do guia alimentar diário. A ilustração foi concebida para representar a variedade, a moderação e também as proporções. O tamanho de cada secção representa o número de porções diárias recomendadas. A base larga na parte inferior transmite a mensagem de que os cereais devem ser abundantes e constituem a base de uma dieta saudável. As frutas e os legumes aparecem no nível seguinte, mostrando que têm um lugar menos proeminente, mas ainda assim importante, na dieta. As carnes e os leites aparecem numa faixa mais pequena, perto do topo. Algumas porções de cada um podem contribuir com nutrientes valiosos, como proteínas, vitaminas e minerais, sem demasiada gordura e colesterol. As gorduras, os óleos e os doces ocupam o pequeno vértice, indicando que devem ser utilizados com moderação.[11]

Uma dieta pouco saudável afecta as doenças orais, tais como

i) CÁRIE DENTAL - A cárie dentária é uma doença multifatorial complexa caracterizada pela desmineralização dos tecidos duros dentários (esmalte, dentina e cemento) nos dentes decíduos e permanentes. Quatro elementos são necessários para o desenvolvimento da cárie dentária. Estes elementos são o biofilme bacteriano (placa bacteriana), os hidratos de carbono fermentáveis, o tecido duro dentário e o tempo.[15]

O efeito da dieta na cárie dentária refere-se essencialmente ao efeito local dos hidratos de carbono nos tecidos dentários ou metabolizados por microrganismos cariogénicos na cavidade oral. Os hidratos de carbono envolvem um vasto grupo de alimentos e os que são mais facilmente fermentados pelas espécies bacterianas são os monossacáridos (glicose e frutose) e os dissacáridos (sacarose, lactose e maltose), que têm uma baixa massa molecular e são designados por açúcares. O amido é um polissacárido com uma molécula complexa e volumosa que dificulta a sua difusão no biofilme dentário e a sua utilização no metabolismo bacteriano. O consumo de sacarose permite que os microrganismos cariogénicos utilizem o açúcar como fonte primária de energia e promove eventos bioquímicos através de mecanismos extracelulares e intracelulares.[16]

Os factores primários para o início da cárie dentária são a placa bacteriana, o substrato adequado e o dente. A cárie dentária é uma doença infecciosa dependente da dieta, atribuída principalmente à presença de bactérias orais. A prevalência e a progressão desta doença são influenciadas por factores secundários, incluindo a saliva, o flúor e a integridade anatómica do esmalte dentário. Os estudos sobre a dieta e a cárie dentária são os seguintes:

Dados epidemiológicos

- Tristan da Cuhna (SouthAtlantic)
- Estudo da Casa Hopewood
- Intolerância à frutose

Estudo clínico interventivo em humanos

- Estudo Vipeholm

- Estudo do açúcar de Turku [Scheinin Makinen *et al.* 1975])

Assim, todos estes estudos afirmam que existe uma ligação entre a dieta e a cárie dentária. A dieta consiste em hidratos de carbono, vitaminas, minerais, proteínas, lípidos e outros oligoelementos [16].

Tabela 1-Factores de risco e modificadores da cárie dentária

Primary risk factors	Reasons
Saliva	(1) Ability of minor salivary glands to produce saliva (2) Consistency of unstimulated (resting) saliva (3) pH of unstimulated saliva (4) Stimulated salivary flow rate (5) Buffering capacity of stimulated saliva
Diet	(6) Number of sugar exposures per day (7) Number of acid exposures per day
Fluoride	(8) Past and current exposure
Oral biofilm	(9) Differential staining (10) Composition (11) Activity (12) Past and current dental status 13) Past and current medical status (14) Compliance with oral hygiene and dietary advice (15) Lifestyle (16) Socioeconomic status
	(17) Tooth location.[14]

Componentes da dieta e sua relação com a cárie dentária

i) Vitaminas

As vitaminas fazem parte de um grupo de compostos orgânicos essenciais para o crescimento e a nutrição normais e são necessárias em pequenas quantidades na alimentação, uma vez que não podem ser sintetizadas pelo organismo. São moléculas essenciais necessárias ao corpo humano. Estas moléculas são orgânicas e não contêm calorias. São ainda classificadas como lipossolúveis e hidrossolúveis.

As funções de cada vitamina são -

Quadro 2- Funções das vitaminas em relação à cárie dentária

TYPE	VITAMINS	FUNCTIONS
Fat soluble vitamins	Vitamin A	i) Forms oral epithelium ii) Enhances immune system iii) Wound healing iv) Antioxidant v) Atrophic changes in ameloblast vi) Decrease in number of salivary acini
	Vitamin D	i) Calcium and phosphate metabolism ii) Builds skeletal bones

		and teeth iii) Alveolar process support
	Vitamin K	Prevention of dental caries in incubated mixtures of saliva and glucose
	Vitamin E	i) Degenerative changes in muscles ii) Changes in CNS
Water soluble vitamins	Vitamin B complex	i) Formation of new cells ii) Cofactor for nutrients iii) Pyridoxine alters oral flora thus decreasing caries causing organisms and finally decreases caries iv) Niacin decreases susceptibility of caries
	Vitamin C	i) Aids in collagen formation ii) Promotes capillary integrity iii) Enhances immune response.[16]

ii) Proteínas

As proteínas pertencem a uma classe de compostos orgânicos azotados com grandes moléculas compostas por uma ou mais cadeias longas de aminoácidos e são uma parte essencial de todos os organismos vivos, especialmente como componentes estruturais dos tecidos do corpo, como o músculo, o cabelo, etc., e como enzimas e anticorpos. As proteínas são consideradas como blocos de construção de aminoácidos. Apoiam o crescimento das células, produzem anticorpos e resistem às infecções. Estes aminoácidos são ainda classificados em aminoácidos essenciais e não essenciais. O aminoácido lisina reduz a taxa de descalcificação. No entanto, em caso de deficiência proteica, a suscetibilidade à cárie aumenta, uma vez que reduz o fluxo salivar, altera os níveis de IgA e diminui a eficácia antibacteriana.

iii) Minerais

São substâncias sólidas inorgânicas homogéneas, de ocorrência natural, com uma composição química definida e uma estrutura cristalina, cor e dureza caraterísticas. Não têm calorias, são moléculas essenciais, mas são inorgânicos, pequenos elementos que iniciam muitas funções biológicas. Os minerais como o ferro, o zinco e o cobre ajudam na formação de colagénio, na cicatrização de feridas e regulam a inflamação.

iv) Lípidos

São definidos como qualquer grupo de compostos orgânicos, incluindo gorduras, óleos, ceras, esteróis e triglicéridos, insolúveis em água mas solúveis em solventes orgânicos não polares, oleosos ao toque e que, juntamente com os hidratos de carbono e as proteínas, constituem o principal material estrutural das células vivas. Este lípido provoca uma alteração das propriedades da superfície do esmalte através da formação de películas gordas, reduzindo os contactos entre os hidratos de carbono dos alimentos e as bactérias.

Apresenta propriedades antibacterianas a pH baixo.

v) Outras substâncias

Queijo

Actua como substância antiacidogénica devido à presença de lactato de cálcio, caseína e ácidos gordos.

Aumenta a estimulação salivar.

Chá (Camellia sinensis)

É uma fonte rica em flúor e é do tipo verde, preto e oolong. Uma chávena de chá contém aproximadamente 0,3-0,5 mg de fluoreto. A ação anticariogénica do chá consiste no facto de ser bactericida para o Streptococcus mutans. Inibe a adesão bacteriana, inibe a glucosiltransferase e inibe a amilase salivar.

Cafeína

É um derivado de xanteno que também tem atividade anti-cariogénica, mas foram relatadas dependências. O consumo de bebidas com cafeína altamente açucaradas contribui para o potencial de rápida iniciação e progressão da cárie de uma forma multifatorial.[17]

ii) OBESIDADE - A obesidade e as doenças que lhe estão associadas tornaram-se grandes problemas de saúde em todo o mundo, e a obesidade é atualmente a quinta causa de morte mais comum a nível mundial. A Organização Mundial de Saúde (OMS) define a obesidade como uma "acumulação anormal ou excessiva de gordura que pode prejudicar a saúde", esclarecendo ainda que "a causa fundamental da obesidade e do excesso de peso é um desequilíbrio energético entre as calorias consumidas e as calorias gastas". A unidade do "Índice de Massa Corporal" (IMC), que é medido através do cálculo [(peso em kg)/(altura em m^2)].

Quadro 3 - Classificação do IMC dos adultos com base no esquema da OMS (IMC = peso em kg/altura em metros^2).

Classification	BMI (kg/m^2)	Risk of co-morbidities
Underweight	<18.5	Low (but risk of other clinical problems increased)
Normal weight	18.5–24.9	Average
Overweight	25.0–29.9	Mild increased
Obese	≥30	
Obese I	30.0–34.9	Moderate
Obese II	35.0–39.9	Severe
Obese III	≥40	Very severe[18]

A obesidade aumenta a probabilidade de várias doenças e afecções que estão associadas a um aumento da mortalidade. Estas doenças incluem a diabetes mellitus tipo 2 (DM2), as doenças cardiovasculares (DCV), a síndrome metabólica (SM), a doença renal crónica (DRC), a hiperlipidemia, a hipertensão, a doença hepática gorda não alcoólica (DHGNA), certos tipos de cancro, a apneia obstrutiva do sono, a osteoartrite e a depressão (3).

Patogénese da obesidade

A patogénese da obesidade envolve a regulação da utilização de calorias, do apetite e da atividade física, mas tem interações complexas com a disponibilidade dos sistemas de cuidados de saúde, o papel do estatuto socioeconómico e os factores hereditários e ambientais subjacentes.

a) Ingestão de alimentos e balanço energético

A epidemia de obesidade tem sido alimentada, em grande parte, pelo aumento de energia resultante da maior disponibilidade de alimentos altamente recompensadores e densos em energia. A dieta e vários factores sociais, económicos e ambientais relacionados com a oferta de alimentos têm um efeito significativo na capacidade do doente para atingir o equilíbrio. Maior incidência de problemas de saúde negativos relacionados com o peso, como triglicéridos elevados e o dobro da probabilidade de desenvolver síndrome metabólica. Estes problemas são agravados em certos indivíduos que possuem uma suscetibilidade genética à acumulação de gordura, que pode ser causada por interações significativas entre os circuitos homeostáticos e a recompensa cerebral. A acumulação de metabolitos lipídicos, a sinalização inflamatória ou outros mecanismos que afectam os neurónios hipotalâmicos podem também levar à obesidade, o que pode explicar a defesa biológica de uma massa gorda corporal elevada. O marketing obesogénico para promover bebidas ou alimentos ricos em açúcar e gordura modula negativamente o comportamento humano. Estes anúncios podem aumentar a preferência por alimentos e bebidas com elevado teor de energia.

b) História da família e estilo de vida

A história familiar, o estilo de vida e os factores psicológicos influenciam a propensão para a obesidade. A probabilidade de se tornar obeso pode ser afetada pela natureza e pela educação, reforçada pela genética familiar (propensão para acumular gordura) ou pelo estilo de vida (maus hábitos alimentares ou de exercício físico).

c) Microambiente e microbioma intestinal

A obesidade está envolvida num microambiente intestinal alterado que suporta espécies virais mais diversas do que as encontradas em hospedeiros mais magros. Este ambiente é mais suscetível à geração de variantes patogénicas que podem induzir doenças mais graves. O corpo humano contém cerca de $3{,}8 \times 10^{13}$ microrganismos e a maioria deles ocupa o trato gastrointestinal . A diversidade do microbioma intestinal saudável permite a redundância funcional, em que vários micróbios podem desempenhar funções semelhantes. Normalmente, o microbiota intestinal desempenha papéis benéficos substanciais no hospedeiro, incluindo o envolvimento no metabolismo de hidratos de carbono e lípidos, a síntese de vitaminas e aminoácidos, a proliferação de células epiteliais, a proteção contra agentes patogénicos e a modulação hormonal. As bactérias intestinais também podem decompor moléculas indigestas, como os oligossacáridos do leite humano e os polissacáridos das plantas. Foi demonstrado que o desequilíbrio das populações microbianas ("disbiose") está associado a uma vasta gama de doenças, incluindo perturbações neurológicas, doença inflamatória intestinal, desnutrição, cancro, diabetes e obesidade.

d) Factores genéticos e causas

Os genes associados à obesidade foram identificados como estando envolvidos em vias de regulação da homeostase energética. As causas genéticas da obesidade podem ser classificadas em termos gerais como:

1) Causas monogénicas que resultam da mutação de um único gene, localizado principalmente na via da leptina-melanocortina. Muitos dos genes, como o AgRP (Agouti-related peptide), o PYY (orexogénico) ou o MC4R (recetor da melanocortina-4), foram identificados para a obesidade monogénica perturbam o sistema regulador do apetite e do peso, os sinais hormonais (grelina, leptina, insulina) são detectados pelos receptores localizados no

núcleo arqueado do hipotálamo.

2) A obesidade sindrómica é a obesidade grave resultante de anomalias do desenvolvimento neurológico e de malformações de outros órgãos/sistemas.

3) A obesidade poligénica é causada pela contribuição cumulativa de muitos genes. Algumas pessoas com obesidade ganham excesso de peso devido aos múltiplos genes que possuem, e estes genes fazem com que privilegiem a alimentação e, consequentemente, tenham uma maior ingestão calórica. A presença deste tipo de genes pode provocar um aumento da ingestão calórica, um aumento dos níveis de fome, uma redução do controlo da alimentação excessiva, uma redução da saciedade, uma maior tendência para armazenar gordura corporal e uma maior tendência para o sedentarismo.

e) Modificação epigenética

As modificações epigenéticas podem ser consideradas como o empacotamento diferencial do ADN que permite ou silencia a expressão de determinados genes nos tecidos. O ambiente e o microbiota intestinal podem influenciar a programação epigenética dos gâmetas parentais ou a programação em fases posteriores da vida. Os mecanismos epigenéticos incluem a metilação do ADN, as modificações das histonas e a regulação mediada por miRNA. Estes mecanismos podem ser transmitidos de uma geração para outra por via meiótica ou mitótica. A LEP (leptina) desempenha um papel fundamental na regulação do tecido adiposo. O estado metabólico materno pode afetar a metilação do ADN do perfil LEP à nascença, afectando a remodelação metabólica da obesidade.[19]

Factores que levam ao excesso de peso/obesidade no adulto

- Fator de saúde
- Fator social
- Factores comportamentais individuais
- Factores sociodemográficos
- Factores ambientais
- Estilo de vida / Comportamento
- Factores biológicos
- Estatuto socioeconómico
- Factores psicológicos

Principais perturbações/doenças associadas à obesidade

- Doença neurodegenerativa
- Doenças cardiovasculares
- Doenças da próstata
- Doenças respiratórias
- Doença autoimune
- Diabetes
- Pneumonia
- Fenótipos
- Doenças orais
- Doenças não transmissíveis
- Carcinogénese e infertilidade [19]

FIGURA 2

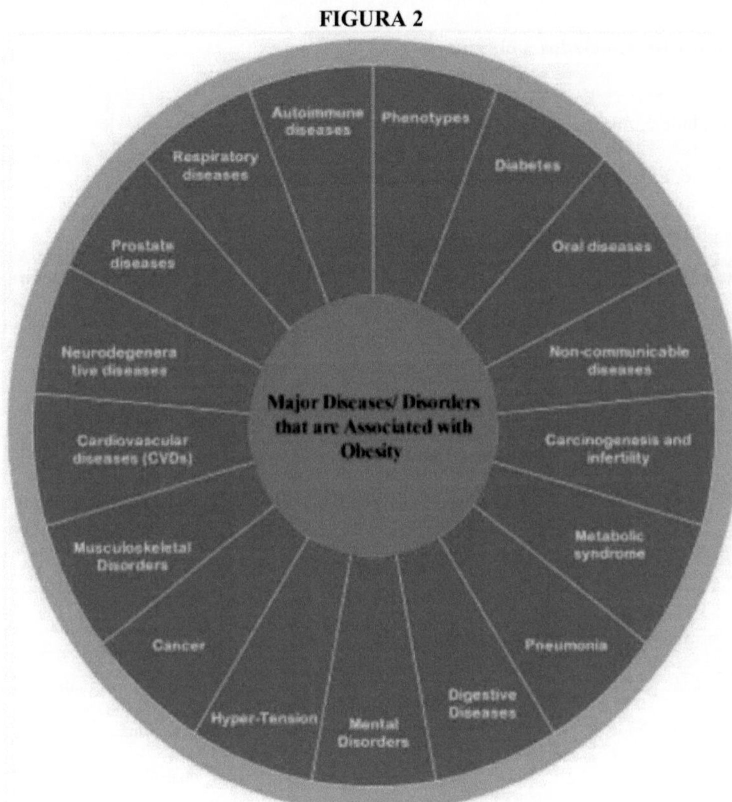
Major Diseases/ Disorders that are Associated with Obesity
Autoimmune diseases
Phenotypes
Diabetes
Oral diseases
Non-communicable diseases
Carcinogenesis and infertility
Metabolic syndrome
Pneumonia
Digestive Diseases
Mental Disorders
Hyper-Tension
Cancer
Musculoskeletal Disorders
Cardiovascular diseases (CVDs)
Neurodegenera tive diseases
Prostate diseases
Respiratory diseases

Morbilidades associadas à obesidade

A obesidade é uma doença crónica que está associada a uma vasta gama de complicações que afectam muitos aspectos diferentes da fisiologia

Class of events	Comorbidities associated with obesity
Cancer/malignancy	Postmenopausal breast, endometrial, colon and rectal, gallbladder, prostate, ovarian, endometrial renal cell, esophageal adenocarcinoma, pancreatic, and kidney cancer
Cardiovascular	Coronary artery disease, obesity-associated cardiomyopathy, essential hypertension, leftventricular hypertrophy, cor pulmonale, accelerated atherosclerosis, pulmonary hypertension of obesity, dyslipidemia, chronic heart failure (CHD), left ventricular hypertrophy (LVH), cardiomyopathy, pulmonary hypertension, lymphedema (legs)
Gastrointestinal (GI)	Gall bladder disease (cholecystitis, cholelithiasis), gastroesophageal reflux disease (GERD), reflux esophagitis, nonalcoholic steatohepatitis (NASH), nonalcoholic fatty liver disease (NAFLD), fatty liver infiltration, acute pancreatitis
Genitourinary	Stress incontinence
Metabolic/endocrine	Type 2 diabetes mellitus, prediabetes, metabolic syndrome, insulin resistance, and dyslipidemia
Musculoskeletal/orthopedic	Pain in back, hips, ankles, feet and knees; osteoarthritis (especially in the knees and hips), plantar fasciitis, back pain, coxavera, slipped capital femoral epiphyses, Blount disease and Legg-Calve´

	-Perthes disease, and chronic lumbago
Neurological and central nervous system (CNS)	Stroke, dementia idiopathic intracranial hypertension, and meralgia paresthesia
Obstetric and perinatal	Pregnancy-related hypertension, fetal macrosomia, very low birthweight, neural tube defects, preterm birth, increased cesarean delivery, increased postpartum infection and pelvic dystocia, preeclampsia, hyperglycemia, gestational diabetes (GDM)
Skin	Keratosis pilaris, hirsutism, acanthosis nigricans, and acrochondons, psoriasis, intertrigo (bacterial and/or fungal), and increased risk for cellulitis, venous stasis ulcers, necrotizing fasciitis, and carbuncles
Psychological	Depression, anxiety, personality disorder, and obesity stigmatization
Respiratory/pulmonary	Obstructive sleep apnea (OSA), Pickwickian syndrome (obesity hypoventilation syndrome), higher rates of respiratory infections, asthma, hypoventilation, pulmonary emboli risk
Surgical	Increased surgical risk and postoperative complications, deep venous thrombosis, including wound infection, pulmonary embolism, and postoperative pneumonia
Reproductive (Women)	Anovulation, early puberty, polycystic ovaries, infertility, hyperandrogenism, and sexual dysfunction
Reproductive (Men)	Hypogonadotropic hypogonadism, polycystic ovary syndrome (PCOS), decreased libido, and sexual dysfunction.
Extremities	Venous varicosities, lower extremity venous and/or lymphatic edema.[20]

Estratégias e terapêuticas para manter a perda de peso

A) O apoio estruturado ao estilo de vida desempenha um papel importante no sucesso da gestão do peso.

i) Objectivos realistas de perda de peso

A promoção de expectativas realistas de perda de peso para os pacientes foi identificada como uma dificuldade fundamental para os enfermeiros, enfermeiros de cuidados primários, dietistas e profissionais de saúde mental. Poderão ser úteis recursos visuais que mostrem os benefícios para a saúde e o bem-estar de uma perda de peso modesta. Os profissionais de saúde devem concentrar-se numa discussão aberta e no reforço de objectivos realistas de perda de peso e avaliar os resultados de forma consistente de acordo com esses objectivos.

ii) Modificação do estilo de vida

A "modificação do estilo de vida" continua a ser a pedra angular do tratamento da obesidade. Foi sugerido aos indivíduos com obesidade que perdessem pelo menos 10% do seu peso corporal através de uma combinação de dieta, atividade física e terapia comportamental (ou modificação do estilo de vida). A perda de peso a curto prazo pode ser conseguida através do consumo de dietas com porções controladas. O controlo do peso a longo prazo pode ser conseguido através de níveis elevados de atividade física e de um contacto contínuo entre o doente e o médico. Em muitos casos, a modificação do estilo de vida resulta numa perda drástica de peso corporal, levando a uma redução significativa do risco cardiovascular.

iii) Medicamentos anti-obesidade

A farmacoterapia foi recomendada para as pessoas com IMC≥30 (ou IMC≥27 com doenças comórbidas) e que não conseguiam perder peso apenas com a modificação do estilo de vida.

iv) Cirurgia bariátrica

Para os indivíduos com um IMC > 40 ou IMC > 35 com comorbilidades, que não conseguem perder peso através de modificações do estilo de vida ou farmacoterapia, a cirurgia bariátrica ou a cirurgia para perda de peso é outra opção. Operações bariátricas padrão, incluindo BPD (Bilio-pancreatic diversion), SG (sleeve gastrectomy), RYGB (Rouxen-Y gastric bypass) e AGB (adjustable gastric banding). A cirurgia bariátrica reduz a inflamação crónica envolvida na obesidade e altera os biomarcadores, a microbiota intestinal e a remissão a longo prazo da DM2.2[1]

B) HÁBITOS -

O estilo de vida é a forma como as pessoas vivem, reflectindo toda uma gama de valores sociais, atitudes e actividades, e é composto por padrões culturais e comportamentais e hábitos pessoais ao longo da vida (por exemplo, atividade física, dieta, tabagismo e alcoolismo) que se desenvolveram através do processo de socialização e foram aprendidos através de interações sociais dos pais, grupos de pares, amigos, meios de comunicação social e através da escola[4]. Mudanças tremendas no estilo de vida, que incluem a redução da atividade física e hábitos alimentares pouco saudáveis. Estas mudanças prejudiciais no estilo de vida afectam negativamente a saúde geral e oral da sociedade. A modificação do estilo de vida e as mudanças no comportamento relacionado com a saúde reduziriam o comportamento pouco saudável[(22)].

i) **ÁLCOOL-**

O alcoolismo é uma doença psiquiátrica crónica e progressiva descrita como um padrão repetido, mal-adaptativo e não autorizado de ingestão de álcool, independentemente das suas consequências físicas, psicológicas e sociais adversas. O álcool é consumido através do ato de beber. Por conseguinte, pode inevitavelmente afetar a cavidade oral, a mucosa oral e os dentes do consumidor. Os efeitos secundários orais do álcool dependem da natureza e conteúdo da bebida, da sua concentração de álcool e da frequência e quantidade de consumo. O álcool é um dos factores de risco mais importantes para o cancro oral. O álcool provoca uma alteração na taxa de penetração de substâncias do ambiente oral através da mucosa e esta alteração da permeabilidade da mucosa pode ter um papel a desempenhar na carcinogénese. O aumento do consumo de álcool também tem sido associado a um risco acrescido de lesões pré-malignas orais.[23]

O alcoolismo foi definido pela Organização Mundial de Saúde como "um termo de uso prolongado e significado variável, geralmente considerado como referindo-se ao consumo crónico e contínuo de álcool ou ao consumo periódico de álcool, caracterizado por um controlo deficiente do consumo, episódios frequentes de intoxicação e preocupação com o álcool e com o seu consumo apesar das consequências adversas. As consequências enfrentadas podem ser físicas, psicológicas, sociais ou económicas. Um alcoólico é um indivíduo obcecado pelo álcool e que não consegue controlar a quantidade que consome. Um alcoólico consome álcool durante um longo período de tempo, o que leva ao desenvolvimento da dependência. Esta dependência pode levar ao desenvolvimento de perturbações comportamentais e pode ter efeitos prejudiciais para a saúde física e mental. O alcoolismo pode ser tanto uma dependência habitual (psicológica) como uma dependência química (física).

A dependência do álcool pode ter um impacto grave na saúde de uma pessoa. Os efeitos físicos incluem:

- Sistema gastro-intestinal: Náuseas, vómitos, esofagite e cancro do esófago; pode também causar gastrite, hepatite, cirrose hepática e pancreatite; pode também observar-se impacto nos dentes, gengiva e mucosa oral.
- Sistema nervoso central: Morte de células cerebrais, lesões no cerebelo e nos nervos periféricos; problemas de cognição e memória; lesões no nervo ótico, neuropatias, etc. Perturbações mentais: depressão, violência, psicose, perda de memória e ilusões.
- Sistema cardiovascular: O consumo ligeiro a moderado de álcool pode ser benéfico, mas os consumidores excessivos de álcool sofrem de danos no sistema cardiovascular (CVS), tais como perturbações do músculo cardíaco, ritmos cardíacos irregulares, hipertensão e acidentes vasculares cerebrais.

-Pele: A cor azulada do rosto, as lesões cutâneas como a pelagra, a psoríase, o eczema discoide e as infecções superficiais são mais frequentes nos consumidores abusivos.

- Sistema respiratório: O abuso de álcool provoca perturbações significativas nos pulmões e predispõe os indivíduos para o desenvolvimento de pneumonia e lesões pulmonares agudas; aumento do risco de tuberculose.
- Sistema reprodutor: Impotência, infertilidade e redução das caraterísticas sexuais secundárias masculinas nos homens; redução da fertilidade, dificuldades na gravidez e durante o parto ou aborto espontâneo.
- Os alcoólicos vivem normalmente menos 10 a 12 anos do que os não alcoólicos.

Efeito do alcoolismo na saúde oral

A dependência do álcool não afecta apenas a saúde de todo o corpo, mas também a saúde oral de um indivíduo. Os alcoólicos correm um risco elevado de desenvolver cáries dentárias, doenças gengivais e podem sofrer de cancros orofaríngeos. O risco de cancro oral aumenta ainda mais quando o álcool é consumido juntamente com o cigarro.

- Álcool e glândulas salivares e cárie dentária (cárie dentária)

As glândulas salivares, nomeadamente as glândulas parótidas, podem ficar inchadas em consumidores de álcool de longa duração. Esta condição é conhecida como sialadenose e está associada à neuropatia periférica induzida pelo etanol. Esta condição resulta em perturbações no metabolismo e na excreção das glândulas salivares. A redução da secreção salivar, juntamente com a diminuição da capacidade de tamponamento e uma menor atenção à

a higiene oral pode levar a um aumento do risco de cárie dentária e de doença gengival. Outros factores prejudiciais consistem no consumo de bebidas açucaradas e de alimentos cariogénicos, juntamente com o álcool. A natureza ácida das bebidas alcoólicas e o consumo de alimentos ricos em hidratos de carbono levam à produção de ácidos durante o metabolismo e conduzem à diminuição do pH salivar abaixo do nível crítico. Em última análise, pode levar ao desenvolvimento de cáries dentárias. Além disso, o consumo de álcool aumenta os níveis de chumbo no sangue (BLLs) nos seres humanos e os BLLs têm sido correlacionados com a cárie. Os alcoólicos sofrem de um maior número de dentes em falta em comparação com os não alcoólicos.[2]4

- **Álcoois e doenças gengivais/periodontais**

O abuso de álcool pode levar à doença periodontal por várias razões, incluindo: irritação do tecido gengival; maus hábitos de higiene oral entre os consumidores crónicos de álcool; maus hábitos alimentares que resultam em deficiências nutricionais entre os alcoólicos crónicos, levando a uma fraca imunidade; fraca resposta imunitária à penetração de químicos nocivos; a desidratação causada pelo consumo de álcool provoca a acumulação de bactérias e placa bacteriana, uma vez que estas não são eliminadas pela saliva; desconhecimento dos primeiros sintomas de doenças gengivais, resultando na progressão de doenças para condições mais graves que levam a doenças periodontais. Os alcoólicos correm um risco grave de desenvolver periodontite crónica generalizada associada a inflamação gengival, embotamento das papilas interdentárias e bolsas profundas com perda óssea associada. Os homens alcoólicos sofrem mais frequentemente de perda óssea horizontal e de cálculo em comparação com as mulheres.

- **Efeito do álcool na língua**

Os alcoólicos que tomam dissulfiram podem ter uma sensação gustativa alterada, mais frequentemente um sabor metálico. Para além dos efeitos nocivos diretos na saúde oral, os alcoólicos sofrem de um número de efeitos indirectos que se manifestam como resultado da falta de uma nutrição adequada. Os efeitos mais comuns são a inflamação da língua (glossite), a inflamação da gengiva (gengivite) e, por vezes, a inflamação do canto da boca (queilite angular). Nas fases iniciais da glossite, a língua é dolorosa e lisa, mas por vezes apresenta papilas fungiformes inchadas. Nas fases posteriores, a língua sofre uma sensação de ardor e torna-se intensamente vermelha, seguida de atrofia das papilas filiformes e fungiformes. A queilite angular resulta no desenvolvimento de fissuras dolorosas nos cantos da boca; enquanto a gengivite se estabelece como áreas necróticas na parte superior das papilas interdentárias.

- **Álcool e doenças debilitantes, principalmente erosão dentária**

As pessoas dependentes de álcool apresentavam um risco acrescido de desenvolver erosão dentária. Isto porque o consumo de álcool tem o potencial de aumentar os mecanismos da taxa de degradação e os efeitos diretos e indirectos do etanol nos sistemas orgânicos. O consumo regular e prolongado de bebidas ácidas, como o vinho, torna a cavidade oral e a superfície dos dentes ácidas por natureza. Esta acidificação dissolve o esmalte da superfície e torna as superfícies dos dentes mais vulneráveis a danos mecânicos devidos à escovagem dos dentes, ao apertamento dos dentes, etc. O esfíncter esofágico inferior relaxa sob a influência do álcool, o que resulta em vómitos frequentes. O conteúdo ácido do estômago entra na boca devido aos vómitos e provoca a erosão do esmalte. Esta acidificação é ainda favorecida pela redução da secreção salivar e, em última análise, pela redução da capacidade de tamponamento, o que aumenta o risco de erosão do esmalte. As superfícies dentárias mais frequentemente afectadas pela erosão são as superfícies palatinas dos dentes superiores, seguidas das superfícies oclusais dos dentes posteriores. Os dentes inferiores e as superfícies vestibulares dos dentes superiores são os menos afectados pela erosão.

- **Álcool e cancro oral**

O consumo de álcool é considerado como um potencial fator de risco para o cancro oral, mas quando é consumido juntamente com o tabaco aumenta o risco devido a uma interação sinérgica. Nem todas as pessoas que bebem bebidas alcoólicas desenvolvem cancro oral, enquanto nem todos os doentes com cancro oral consomem álcool.[25]

Os efeitos carcinogénicos do álcool na patogénese do cancro oral incluem o seguinte;

-O efeito desidratante do álcool nas paredes celulares aumenta a permeabilidade das mucosas a outras toxinas e agentes cancerígenos.

- Alteração da morfologia da mucosa com redução da espessura epitelial.
- O metabolismo do etanol produz acetaldeído que provoca danos no ADN das células

epiteliais orais e a expressão do oncogene dos queratinócitos orais.

- O etanol perturba a função das glândulas salivares, reduzindo a secreção do fator de crescimento epidérmico que protege a mucosa oral das lesões causadas pelos ácidos, o que resulta num aumento do risco de ulcerações da mucosa oral.
- As deficiências nutricionais associadas ao consumo excessivo de álcool podem reduzir a capacidade natural do organismo de utilizar antioxidantes para prevenir a formação de cancros.[26]

- Utilização de elixires bucais com álcool

Os elixires bucais são utilizados principalmente no tratamento de várias infecções orais. O álcool utilizado nos elixires bucais actua principalmente como solvente de outros ingredientes. Actua também como conservante, anti-sético e agente cáustico em concentrações de 10-12%. Foi proposto um possível efeito nocivo dos elixires bucais com álcool na mucosa oral, porque os elixires bucais são mantidos na cavidade oral em contacto direto com a mucosa oral durante um período de tempo considerável. A elevada concentração de álcool nos elixires bucais é responsável por efeitos adversos na mucosa oral, tais como descolamento epitelial, queratose, ulceração da mucosa, gengivite, petéquias e dor oral.[29]

ii) TABACO

O consumo de tabaco tem efeitos prejudiciais para a saúde, incluindo a saúde oral. O aparecimento e a crescente popularidade de novos produtos do tabaco e da nicotina fazem do consumo de tabaco um dos principais problemas de saúde pública. O consumo de tabaco aumenta o risco de doenças orais, como o cancro oral, lesões da mucosa oral, doença periodontal e cáries dentárias, entre muitas outras doenças e condições orais.[30] A Organização Mundial de Saúde referiu que 23,6% da população adulta global (com idade

≥15 anos) eram utilizadores atuais de tabaco em 2018, abaixo dos 33,3% em 2000 e com projeção de diminuir ainda mais para 20,9% até 2025.[29] O consumo de cigarros é o método mais popular de consumo de tabaco. Embora cada cigarro contenha 10-14 mg de nicotina, 1-1,5 mg são absorvidos pelo organismo quando fumados. A dependência do tabaco é motivada pela nicotina, que é o principal componente de reforço do tabaco. A nicotina é geralmente libertada através da pele, dos pulmões e das membranas mucosas.[30]

Tipos de tabaco:

- Tabaco fumado

O fumo do tabaco contém muitas toxinas. O fumo do tabaco é constituído pelo "fumo lateral", proveniente da ponta do cigarro, e pelo "fumo principal", proveniente da extremidade do filtro ou da boca. O fumo do tabaco contém milhares de substâncias químicas diferentes que são libertadas sob a forma de partículas e gases. A fase de partículas inclui a nicotina, o "alcatrão" (ele próprio composto por muitos químicos), o benzeno e o benzo pireno. A fase gasosa inclui o monóxido de carbono, o amoníaco, a dimetilnitrosamina, o formaldeído, o cianeto de hidrogénio e a acroleína. Algumas destas substâncias têm propriedades irritantes acentuadas, incluindo o benzo pireno e a dimetilnitrosamina, que comprovadamente causam cancro. O teor de alcatrão das diferentes marcas de cigarros varia entre 0,5 mg e 26 mg (com uma média de 12,5 mg), contendo as marcas mais populares 15-17 mg de alcatrão. Os teores de nicotina variam entre 0,05 mg e 1,7 mg, sendo que as marcas mais populares contêm 1,0 mg de nicotina. Nos países desenvolvidos, mais de 95% dos cigarros manufacturados consumidos são de ponta filtrante. Cerca de 10% consomem tabaco sob a forma de cigarros de enrolar, principalmente entre os grupos socioeconómicos mais baixos.

- Tabaco sem fumo (para mascar) (ST)

Existem dois tipos principais de tabaco sem combustão: o tabaco de mascar e o rapé. O mais falado é o consumo de tabaco sem combustão entre os asiáticos, que é feito com betel/areca quid. Mais de 90 por cento dos indianos adicionam tabaco à mistura de betel quid. Os produtos de betel quid preparados comercialmente que contêm maioritariamente noz de areca e flocos de tabaco são designados por Gutka. Outros produtos de ST com mutagenicidade significativa são o Toombak, utilizado no Sudão, o Shamma, na província de Jizan, na Arábia Saudita, o tabaco em pó e as misturas alcalinas, como o Nass/Naswar, utilizados no norte e no centro da Ásia, o Khaini (uma mistura de ST e cal), utilizado no estado de Bihar, na Índia, e no Nepal, e a ST cozida/doce, denominada Zarda, utilizada sobretudo por pessoas do Bangladesh. Todas estas formas de consumo de tabaco estão associadas a um risco acrescido de cancro oral.

- Fumo de tabaco em segunda mão ou ambiental (FTA)

O fumo do tabaco no ambiente (FTA) contém muitos gases químicos tóxicos, incluindo monóxido de carbono, cianeto de hidrogénio, butano, amoníaco, benzeno e tolueno. Os metais tóxicos que contêm incluem o chumbo, o crómio, o arsénio e o cádmio, o que indica o contacto inevitável dos seres humanos com os factores nocivos dos cigarros. A exposição ao FTA aumenta os níveis de chumbo no sangue dos jovens, o que pode levar a consequências cognitivas trágicas. Prevê-se que o monóxido de carbono presente no tabagismo passivo possa ligar-se à hemoglobina, formando carboxihemoglobina no sangue, o que pode provocar uma redução da oxigenação do cérebro e afetar o funcionamento mental. Em média, aproximadamente 40% das crianças, 35% das mulheres e 33% dos homens em todo o mundo estão expostos ao FTA.[31]

Efeitos do tabaco nos dentes e na saúde oral

Os efeitos nocivos e prejudiciais do consumo de tabaco na saúde oral são atualmente bem conhecidos. Fumar provoca a descoloração dos dentes. É provável que o tabagismo cause halitose e possa afetar o olfato e o paladar. Os fumadores podem apresentar melanose generalizada da mucosa oral. A cicatrização de feridas é prejudicada nos fumadores de tabaco, possivelmente devido à vasoconstrição local e a uma função deficiente dos neutrófilos. Os fumadores têm uma maior prevalência de periodontite e a gravidade da sua doença é mais elevada, com maior perda de osso alveolar, resultando em bolsas mais profundas, em comparação com os não fumadores. Foi demonstrado que a gengivite ulcerativa necrosante aguda (GANU) está associada ao consumo excessivo de tabaco. As doenças ou lesões orais causadas pelo consumo de tabaco são

- **Cancro oral** - O carcinoma espinocelular oral apresenta-se de várias formas, tais como manchas brancas e vermelhas, úlceras que não cicatrizam ou crescimentos exofíticos. A maioria das lesões iniciais são assintomáticas.
- **Leucoplasia oral** - A leucoplasia oral é a lesão potencialmente maligna mais comum, definida como uma lesão predominantemente branca da mucosa oral que não pode ser caracterizada como qualquer outra lesão definível. O aspeto da leucoplasia varia de lesões homogéneas uniformemente brancas a lesões salpicadas não homogéneas com caraterísticas vermelhas e/ou nodulares.
- **Eritroplasia** - A eritroplasia é definida como "uma mancha vermelha ardente que não pode ser caracterizada clínica ou patologicamente como qualquer outra doença definível. O tabaco pode estar subjacente a alguns casos de eritroplasia.
- **Palato de fumador (Leucoqueratose nicotinapalati)** - Uma descoloração branca acinzentada do palato com múltiplos pontos vermelhos elevados (aberturas inflamadas das glândulas salivares menores) é frequentemente encontrada em fumadores crónicos. Esta é considerada uma lesão benigna, uma

vez que não se sabe se o cancro surge a partir desta queratose benigna.

- **Queratose reversa do fumador** - Trata-se de uma lesão grave, potencialmente maligna, encontrada em pessoas que colocam a extremidade incandescente do charuto ou do cigarro na boca. O aspeto clínico é frequentemente uma mistura de placas vermelhas e brancas.[32]

Legislação e aplicação do controlo do tabaco

- **Convenção-Quadro da OMS para o Controlo do Tabaco**

A legislação é reconhecida como o motor essencial para um progresso significativo no controlo do tabaco. A Convenção-Quadro da OMS para o Controlo do Tabaco (CQCT da OMS) é um tratado global de saúde pública desenvolvido como resposta global à globalização da epidemia do tabaco, que visa reduzir o peso das doenças e mortes causadas pelo tabaco.

Na Índia, desde 1975, é obrigatória a afixação de uma advertência legal sobre a saúde em todas as embalagens e anúncios de cigarros, devido à Lei dos Cigarros (Regulamentação da Produção, Fornecimento e Distribuição), promulgada pelo Governo da Índia. Durante as décadas de 1980 e 1990, foram iniciadas outras restrições ao comércio do tabaco, bem como esforços para elaborar uma legislação abrangente de controlo do tabaco. Em abril de 2003, o Parlamento indiano aprovou a lei relativa aos cigarros e outros produtos do tabaco (proibição da publicidade e regulamentação do comércio, produção, fornecimento e distribuição). Este projeto de lei tornou-se uma lei em 18 de maio de 2003 - COTPA. As regras foram formuladas e aplicadas a partir de 1 de maio de 2004. A lei é aplicável a todos os produtos que contenham tabaco, sob qualquer forma, e estende-se a toda a Índia. As principais disposições da COTPA -2003 são as seguintes: :

• Proibição de fumar em locais públicos (incluindo locais de trabalho fechados). Esta medida foi aplicada a partir de 2 de outubro de 2008 em toda a Índia.

• Proibição da publicidade, direta e indireta (é permitida a publicidade nos pontos de venda), do patrocínio e da promoção dos produtos do tabaco.

• Proibição da venda a menores (os produtos do tabaco não podem ser vendidos a menores de 18 anos e não podem ser vendidos num raio de 100 metros de qualquer estabelecimento de ensino).

• Regulamentação das advertências relativas à saúde nos maços de tabaco. As advertências relativas à saúde nos maços de tabaco devem ser redigidas em inglês e numa outra língua indiana. Devem também ser incluídas advertências sanitárias pictóricas.

• Regulamentação e controlo do teor de alcatrão e nicotina dos produtos do tabaco e declaração nas embalagens dos produtos do tabaco.

- Programa Nacional de Controlo do Tabaco

O Ministério da Saúde e do Bem-Estar Familiar (MHFW) do Governo da Índia lançou o Programa Nacional de Controlo do Tabaco (NTCP) no âmbito do XI Plano Quinquenal, a fim de facilitar a aplicação da legislação de controlo do tabaco, promover uma maior sensibilização para os efeitos nocivos do tabaco e cumprir as obrigações decorrentes da CQCT-OMS. A Comissão dos Assuntos Económicos do Conselho de Ministros (CCEA) aprovou o programa em 28 de janeiro de 2010. As actividades do NTCP consistem na organização de exposições, seminários e faixas a nível distrital, na aplicação da lei antitabaco por escrito e no envio ao Estado de relatórios mensais sobre as actividades antitabaco a nível distrital. Na sede, as actividades centram-se na promoção de actividades de informação, educação e comunicação (IEC) a nível distrital e na participação multissectorial para a aplicação da lei com a ajuda de ONG, do departamento de polícia, do departamento de educação e da administração local. Foi criada pela OMS, em colaboração com o Ministério da Saúde e do Bem-Estar Familiar, uma célula nacional de controlo do tabaco, que desenvolve actividades nas diferentes esferas do controlo do tabaco, com o principal ímpeto de sensibilização. [32]

Papel dos profissionais de medicina dentária na cessação do tabagismo

Em 1996, a Federação Dentária Mundial (FDI) criou a Secção de Odontologia Mundial contra o tabaco e adoptou a declaração de posição da FDI sobre o tabaco. Os profissionais de medicina dentária podem detetar os efeitos nocivos do consumo de tabaco, que podem ser clinicamente visíveis na cavidade oral logo nas fases iniciais do consumo. Os dentistas podem influenciar as crianças e os jovens a adoptarem um estilo de vida sem tabaco. Os profissionais de medicina dentária podem ajudar a reduzir o consumo de tabaco nas mulheres em idade fértil e informá-las dos perigos do consumo de tabaco durante a gravidez. A Rede de Saúde Oral para a Prevenção e Cessação do Tabagismo (OHNTPC), criada com o primeiro Workshop Europeu em 2005, facilita o apoio contínuo e futuras colaborações entre todos os profissionais de saúde oral.[33]

Estratégias para a cessação do tabagismo

5 "A's" e 5 "R's" em intervenção clínica intensiva-

Os cinco A's: Perguntar, Aconselhar, Avaliar, Ajudar e Organizar

Os cinco R's: Relevância, Risco, Recompensas, Repetição, Bloqueios é uma abordagem de cinco a quinze minutos que provou ser um sucesso global.[31]

5 "A's" para deixar de fumar

1. **Perguntar** - Identificar e documentar o estado de consumo de tabaco de cada doente em cada consulta.

2. **Aconselhar** - De uma forma clara, forte e personalizada, exortar todos os utilizadores de tabaco a deixarem de fumar.

3. **Avaliação**- O utilizador de tabaco está disposto a tentar deixar de fumar neste momento?

4. **Assistência** - Para o doente disposto a tentar deixar de fumar, utilize o aconselhamento e a farmacoterapia para o ajudar a deixar de fumar.

5. Organizar - Agendar um contacto de acompanhamento, pessoalmente ou por telefone, de preferência na primeira semana após a data de despedimento

5 "R's" para o paciente que não quer deixar o tabaco

1. **Relevância** - Incentive o doente a indicar por que razão deixar de fumar é pessoalmente relevante.

2. **Riscos** - Peça ao doente para identificar as potenciais consequências negativas do consumo de tabaco.

3. **Recompensas** - Peça ao doente para identificar os potenciais benefícios de deixar de consumir tabaco.

4. **Obstáculos** - Peça ao doente para identificar os obstáculos ou impedimentos que o impedem de deixar de fumar.

5. **Repetição** - A intervenção motivacional deve ser repetida sempre que um doente desmotivado tiver uma interação com um médico. Os utilizadores de tabaco que falharam em tentativas anteriores de deixar de fumar devem ser informados de que a maioria das pessoas faz repetidas tentativas de deixar de fumar antes de ter

sucesso.[34]

C) ESTILO DE VIDA SEDENTÁRIO

O sedentarismo é descrito como a origem de múltiplas doenças a nível sistémico, assim como os acidentes vasculares cerebrais também conhecidos como AVC ou ictus, o que tem gerado um desenvolvimento notável nos últimos anos posicionando-se como um problema mundial dado o grau de mortalidade associado a esta patologia, especialmente em adultos mais velhos, podendo gerar incapacidades físicas e mentais.[41] Aproximadamente 31% da população global com idade ≥15 anos pratica uma atividade física insuficiente, e sabe-se que contribui para a morte de aproximadamente 3,2 milhões de pessoas todos os anos. Apenas 8,9% da população adulta praticava <4 horas de sedentarismo, enquanto 20,6% dos adultos praticavam mais de 12 horas de sedentarismo.[35] O homem foi criado para ser ativo e enérgico, pelo que o estilo de vida sedentário é contrário à natureza humana. Os nossos avós também eram activos e praticavam actividades musculares vigorosas, como a pesca, a agricultura, a caça, a sapateira e a migração de um lugar para outro, pelo que viviam mais fortes, mais saudáveis e mais tempo. A saúde, enquanto qualidade de vida, é o resultado de diversos factores e o comportamento/estilo de vida é um dos mais poderosos determinantes da saúde.[36] O tempo sedentário está a emergir rapidamente como um problema global com efeitos prejudiciais para a saúde pública.[37] Em comparação com os nossos pais ou avós, atualmente as pessoas passam cada vez mais tempo em ambientes que não só limitam a atividade física como exigem uma permanência prolongada no trabalho, em casa, nos automóveis e nas comunidades. Os locais de trabalho, as escolas, as casas e os espaços públicos foram redesenhados de forma a minimizar o movimento humano e a atividade muscular.[38] Estas mudanças têm um duplo efeito no comportamento humano: as pessoas movem-se menos e sentam-se mais. A recente mudança de uma vida fisicamente exigente para uma vida com poucos desafios físicos foi repentina, ocorrendo durante uma pequena fração da existência humana.[3] Embora a tecnologia moderna tenha conduzido a uma melhor saúde, com o passar do tempo, também contribuiu para um estilo de vida sedentário em grandes segmentos da população. A transição económica, a urbanização, a industrialização e a globalização provocam mudanças no estilo de vida que promovem a saúde e a doença. Assim, a inatividade física e a alimentação pouco saudável contam-se entre os principais factores de risco.[43]

- Definição de estilo de vida sedentário

O estilo de vida sedentário é definido como uma classe distinta de comportamentos que se caracteriza por pouco ou nenhum movimento físico e por um baixo dispêndio de energia, inferior a 1,5 MET (Metabolic Equivalent Task). O MET é utilizado para avaliar o dispêndio de energia durante as actividades [35].

Exemplos de estilo de vida sedentário[35]

i) Jogar videojogos

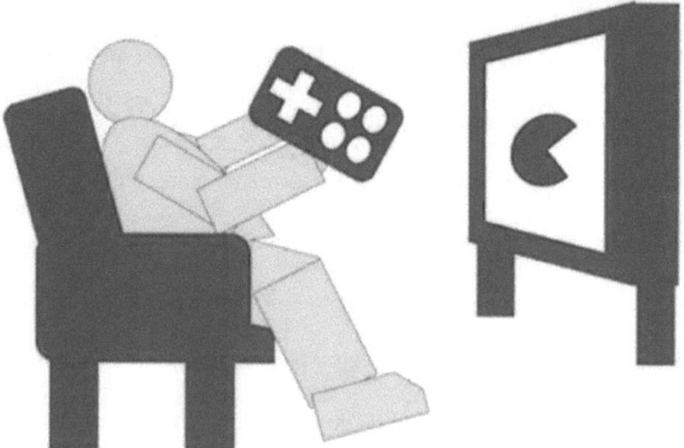

ii) Utilizar o computador iii) Ler um livro

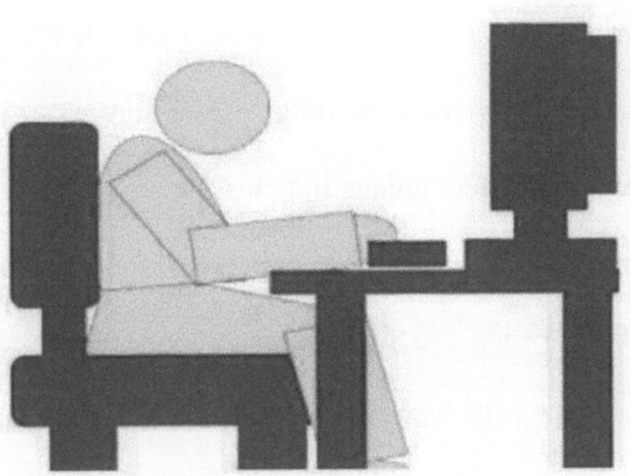

iii) Livro de leitura

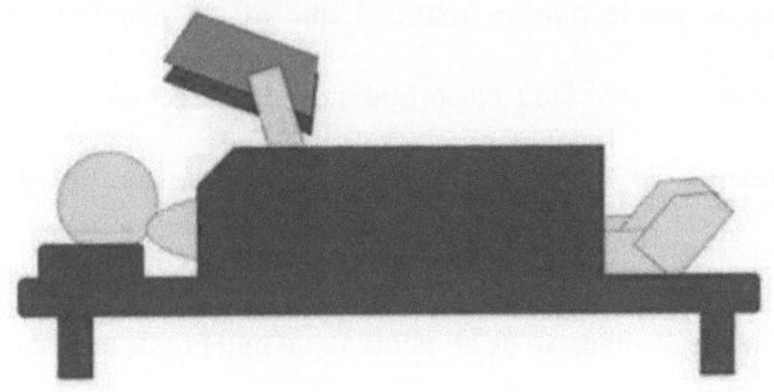

- Factores que potenciam o sedentarismo

i) Avanço tecnológico - Os trabalhos manuais de rotina foram substancialmente reduzidos devido ao conhecimento tecnológico, mecanização, automação e informatização, a organização do trabalho e as tarefas domésticas foram simplificadas pela utilização de computadores de todos os tipos e máquinas que reduzem a atividade física, aumentando assim os estilos de vida sedentários.

ii) **Factores demográficos - idade e sexo -** O comportamento sedentário aumenta durante a infância e da infância para a adolescência. Nas crianças pequenas (menos de dez anos), o visionamento de televisão e a utilização de computadores não parecem diferir entre rapazes e raparigas. Durante a adolescência, existem alguns indícios que sugerem que os rapazes passam mais tempo do que as raparigas a ver televisão ou a utilizar um computador, especialmente a jogar jogos de computador.

iii) **Longos horários de trabalho -** O trabalhador médio passa entre 8 a 10 horas em serviço, com pouco ou nenhum tempo para recreação e exercício.[36]

- Riscos para a saúde associados a um estilo de vida sedentário

i) Obesidade - A Organização Mundial de Saúde (OMS) identificou a obesidade como um problema de saúde pública mundial que afecta mais de 100 milhões de pessoas. A reduzida atividade física que caracteriza o estilo de vida sedentário leva à acumulação de calorias em excesso e de ácidos gordos. Isto deve-se ao facto de a manutenção do peso depender em grande medida do número de calorias absorvidas através da ingestão de alimentos e do número de calorias gastas através da atividade física e do metabolismo.[34] A obesidade, normalmente causada por uma deposição anormal de gordura, é medida principalmente pelo aumento do Índice de Massa Corporal (IMC). Os problemas de saúde associados à obesidade referem-se a doenças metabólicas complexas, também conhecidas como doenças do estilo de vida, incluindo diabetes, doenças cardiovasculares, artrite, doenças dos ovários poliquísticos, etc., que estão intimamente associadas à obesidade. Os maus padrões alimentares, juntamente com o aumento do tempo de lazer, incluindo ver televisão, e a atividade física diminuta devido ao desenvolvimento tecnológico (utilização de elevadores, digitalização do trabalho manual, etc.) e à seleção do ambiente residencial (cidades metropolitanas com maiores facilidades para minimizar o movimento físico) são responsáveis pelo aumento da obesidade.[40]

ii) **Diabetes** - É sabido que a inatividade física desempenha um papel fundamental na diabetes mellitus, especialmente no tipo 2, formalmente conhecido como diabetes não dependente de insulina, que resulta da incapacidade do organismo para utilizar eficazmente a insulina. Os comportamentos sedentários, tais como o tempo prolongado no ecrã, o tempo sentado, o tempo de condução e de leitura, entre outros, são comportamentos fortemente associados ao aumento da alimentação e ao aumento de peso, que favorecem a diabetes mellitus.[36] As pessoas que passam mais de 40 horas por semana no ecrã (televisão, vídeo, computador, etc.) correm um risco três vezes maior de contrair diabetes tipo 2 do que as que passam menos tempo. Isto deve-se à redução da atividade física e a padrões de alimentação pouco saudáveis associados ao tempo passado no ecrã, especialmente a ver televisão.[37]

iii) **Deficiências vitamínicas** - O estilo de vida sedentário está associado a deficiências vitamínicas, especialmente de vitamina B e D, que podem levar a outros problemas de saúde como a osteoartrite. A mudança de um ambiente natural ao ar livre para um estilo de vida sedentário em ambientes fechados e o facto de se evitarem os raios ultravioleta do sol como forma de controlar o cancro resultou numa elevada incidência de deficiência de vitamina D, que, por sua vez, conduz a várias doenças ósseas e disfunções orgânicas, como a osteoartrite, a hipertensão, a insuficiência cardíaca e outras doenças vasculares. A deficiência de vitamina D provoca uma deficiência de vitaminas do grupo B (especialmente B6 e B12, que são muito importantes para uma vida saudável).[36]

iv) **Hipercolesterolemia** - Perturbação associada a níveis elevados de colesterol ou lípidos na corrente sanguínea. É também designada por hiperlipidemia. O colesterol é uma das três principais classes de lípidos fabricados pelo fígado e transportados para as células do corpo pelas lipoproteínas de baixa densidade (LDL) e utilizados para a formação de hormonas esteróides, ácidos biliares e vitamina D. O colesterol é útil para o corpo, mas não precisa de fazer parte da nossa dieta porque o fígado produz a quantidade necessária para o corpo. O hipercolesterolémico é responsável por 18% das doenças cerebrovasculares e 56% das doenças isquémicas do coração [36].

Tabela 4-Classificação dos níveis de colesterol e suas interpretações são-

TYPE	mg/dl	mmol/l	Interpretation
Total cholesterol	< 200	< 5.2	Desirable level
	200 – 239	5.2 – 6.2	Borderline
	> 240	> 6.2	High level
Low Density Lipoprotein Cholesterol	< 100	< 2.6	Most desirable
	100 – 129	2.6 – 3.3	Good
	130 – 159	3.4 – 4.1	Borderline
	160 – 189	4.1 – 4.9	High undesirable
	> 190	> 4.9	very high
High Density Lipoprotein Cholesterol	< 40	< 1.0	Undesirable
	41 – 59	1.0 – 1.5	optimal level
	> 60	> 1.55	good[36]

v) **Alterações musculares/pele** - Um estilo de vida sedentário, que é um tipo de estilo de vida com pouca ou nenhuma atividade física regular, está associado a algumas alterações musculares e cutâneas. Os músculos necessitam de exercício regular para serem fortes e a inatividade reduz a capacidade e a força muscular. Estar sentado durante muito tempo altera a postura corporal. A deterioração muscular é acelerada pela inatividade e as pessoas que se sentam durante mais de 5 horas por dia correm o risco de perder 1% da força muscular diariamente.[36]

vi) **Impacto cardiovascular** - As doenças cardiovasculares são causadas por um estilo de vida pouco saudável, incluindo o tabagismo, a má alimentação e o comportamento sedentário.[40] As doenças metabólicas que resultam da inatividade expõem ainda mais os indivíduos a uma deficiência cardiovascular. A inatividade física, uma dieta pouco saudável e a obesidade associada a um estilo de vida sedentário constituem riscos para a saúde no que se refere às doenças cardiovasculares.[36]

vii) **Cancro** - Os cancros da mama e do cólon surgem devido ao sedentarismo. A OMS correlacionou o tempo prolongado de permanência na posição sentada com o aumento do risco de cancro do cólon nos homens e nas mulheres e de cancro do endométrio nas mulheres. O tempo de permanência sentado até 7 horas por dia aumentou o risco de cancro do endométrio em comparação com as mulheres que se sentam menos de 3 horas por dia. As mulheres que não praticam uma atividade física vigorosa têm um risco mais elevado de cancro da mama do que as mulheres activas.[34] Por outro lado, os homens inactivos também têm um risco elevado de cancro da prostata em comparação com os seus homólogos que praticam uma atividade física regular. A razão para isto pode ser atribuída ao facto de a atividade física aumentar a produção de testosterona, uma hormona que contribui para o aumento do risco de cancro da próstata quando é produzida em excesso.[39]

- Reduzir o estilo de vida sedentário através de um regime regular de atividade física

O estilo de vida sedentário pode ser travado ou, pelo menos, minimizado se as pessoas investirem pelo menos 30 minutos, três vezes por semana, em atividade física moderada e rigorosa, sobretudo em exercícios aeróbicos.[39] É essencial fazer um aquecimento antes do início de qualquer atividade aeróbica ou sessão de treino de fortalecimento. As actividades de aquecimento preparam o corpo para os exercícios, aumentando gradualmente o ritmo cardíaco e o fluxo sanguíneo, elevando a temperatura dos músculos e aumentando as funções musculares. [40] No entanto, exercícios repentinos sem um aquecimento gradual podem levar a um ritmo cardíaco e a um fluxo sanguíneo anormais e a alterações da pressão arterial que podem ser perigosas, especialmente para as actividades de exercício mais antigas, como o balançar de braços, o jogging, a corrida no local, a rotação do pescoço e o ciclismo estacionário, o push up, o press up e a rotação da anca são aquecimentos corporais completos que, se realizados durante 5 a 10 minutos, aumentarão a temperatura corporal e prepararão o corpo para os exercícios aeróbicos. A prática regular de exercício físico, quer seja recreativo ou relacionado com o trabalho, contribui para a saúde e o bem-estar geral de um indivíduo. Oferecem numerosos benefícios físicos, fisiológicos e psicológicos que conduzem a uma maior qualidade e quantidade de vida e à longevidade de uma pessoa.

De um modo geral, os benefícios da atividade física regular em relação à longevidade incluem os seguintes;

- ✓ Reduzir o risco de morrer de doença coronária e de desenvolver diabetes, hipertensão arterial e cancros do cólon.
- ✓ Ajuda a reduzir a tensão arterial em pessoas que já têm tensão arterial elevada.
- ✓ Ajuda a manter ossos, músculos e articulações saudáveis.
- ✓ Ajuda a controlar o peso, a construir músculos magros e a reduzir as gorduras corporais.
- ✓ Ajuda a controlar o inchaço das articulações e as dores associadas.
- ✓ Reduz os sintomas de ansiedade e depressão e promove a melhoria do humor e da sensação de bem-estar.

- ✓ Pode aumentar os efeitos da terapia de substituição de estrogénio na diminuição da perda óssea após a menopausa
- ✓ Ajudar os idosos a deslocarem-se melhor sem caírem e correrem o risco de fracturas.
- ✓ Melhorar a digestão e o metabolismo.
- ✓ Melhorar a circulação sanguínea.

A participação em exercícios regulares mostra as mudanças que estão associadas com o avanço da idade perda de tecido muscular magro, aumento da gordura corporal e diminuição da capacidade de trabalho . Para além de diminuir o risco de doenças cardíacas e de acidentes vasculares cerebrais, a prática regular de exercício físico também ajuda os homens e as mulheres mais velhos a viverem de forma mais independente do que na velhice. Os exercícios aumentam a força e a resistência, diminuem o tempo passado em cadeiras de rodas e melhoram a perspetiva e a sensação de controlo.[43]

D) STRESS

Segundo a OMS, o stress pode ser definido como um estado de preocupação ou tensão mental causado por uma situação difícil. O stress é uma resposta humana natural que nos leva a enfrentar desafios e ameaças nas nossas vidas. Todas as pessoas sofrem de stress, em certa medida. A forma como respondemos ao stress, no entanto, faz uma grande diferença no nosso bem-estar geral.[44] Qualquer estímulo intrínseco ou extrínseco que evoque uma resposta biológica é conhecido como stress. As respostas compensatórias a estas tensões são conhecidas como respostas ao stress. Com base no tipo, no momento e na gravidade do estímulo aplicado, o stress pode exercer várias acções no organismo, desde alterações na homeostase até efeitos potencialmente fatais e a morte. Em muitos casos, as complicações fisiopatológicas das doenças decorrem do stress e os indivíduos expostos ao stress, por exemplo, os que trabalham ou vivem em ambientes stressantes, têm uma maior probabilidade de sofrer de muitas perturbações. O stress pode ser um fator desencadeante ou agravante de muitas doenças e condições patológicas.[46] Os factores de stress têm uma grande influência no humor, na nossa sensação de bem-estar, no comportamento e na saúde. As respostas agudas ao stress em indivíduos jovens e saudáveis podem ser adaptativas e, normalmente, não representam um encargo para a saúde. No entanto, se a ameaça for incessante, sobretudo em indivíduos mais velhos ou pouco saudáveis, os efeitos a longo prazo dos factores de stress podem prejudicar a saúde. A relação entre os factores de stress psicossocial e a doença é afetada pela natureza, pelo número e pela persistência dos factores de stress, bem como pela vulnerabilidade biológica do indivíduo (ou seja, genética, factores constitucionais), recursos psicossociais e padrões aprendidos de enfrentamento. As intervenções psicossociais têm-se revelado úteis no tratamento de perturbações relacionadas com o stress e podem influenciar o curso das doenças crónicas. [46] O termo "stressor" refere-se a situações que se pensa serem stressantes.[47] A razão da presença alargada e inclusiva do stress nas comunidades humanas é a complexidade do ambiente social, pessoal e ecológico, as interações múltiplas e simultâneas do ser humano com as questões circundantes e a diversidade na expressão do stress. Nas ciências psicológicas, o stress é um sentimento de pressão e tensão mental. Baixos níveis de stress podem ser desejados, úteis e até saudáveis. O stress, na sua forma positiva, pode melhorar a saúde biopsicossocial e facilitar o desempenho. Além disso, o stress positivo é considerado um fator importante de motivação, adaptação e reação ao ambiente circundante. No entanto, níveis elevados de stress podem resultar em problemas biológicos, psicológicos e sociais e mesmo em danos graves para as pessoas. O stress pode ser externo, com origem no ambiente, ou causado por percepções internas do indivíduo. Esta última forma, por sua vez, pode produzir ansiedade e/ou outras emoções e sentimentos negativos, como a pressão, a dor, a tristeza, etc., e resultar em perturbações psicológicas graves, como a perturbação de stress pós-traumático (PTSD)[48]. Selye define o stress como "qualquer acontecimento externo ou qualquer impulso interno que ameace perturbar o equilíbrio do organismo é stress". O stress é uma condição ou um sentimento experimentado quando uma pessoa percebe que as exigências excedem os recursos pessoais e sociais que o indivíduo é capaz de mobilizar. A adolescência é um período perigoso em que os jovens experimentam a auto-organização e a confusão de papéis. Para eles, o stress provém principalmente dos testes académicos, das relações interpessoais, dos problemas de relacionamento, da exploração financeira e da carreira. Este stress pode geralmente causar problemas psicológicos, físicos e comportamentais.[49] O stress é um fenómeno inevitável na vida quotidiana das pessoas. O principal objetivo de cada pessoa é o sentimento de satisfação com a vida, pelo que é importante aprender a lidar eficazmente com o stress, a fim de evitar as complicações que acompanham um acontecimento stressante durante muito tempo.[50]

Causa do stress

- Ambiente - O ambiente apresenta uma série de exigências concorrentes que têm de ser ajustadas. O clima, o ruído, a aglomeração de pessoas, a poluição, o trânsito, as habitações perigosas e precárias e a criminalidade são exemplos de factores de stress ambiental.
- Stressores sociais - As pressões das várias posições sociais, como pais, cônjuge,

prestador de cuidados e empregado, podem ser a causa de vários stressores. Prazos, problemas financeiros, entrevistas de emprego, apresentações, conflitos, exigências de tempo e atenção, perda de um ente querido, divórcio e co-parentalidade são exemplos de factores de stress social.

- Fisiológico - Os stresses fisiológicos são situações e condições que têm um impacto no corpo. O rápido desenvolvimento da adolescência, a menopausa, as doenças, o envelhecimento, o parto, os acidentes, a falta de exercício físico, a má alimentação e os distúrbios do sono são exemplos de factores de stress fisiológico.

- Pensamentos - O cérebro interpreta e vê as situações como stressantes, desafiantes, dolorosas ou agradáveis. Algumas situações da vida são stressantes, mas é a perceção que temos delas que determina se são ou não um problema para nós.[4]7

Tipos de stress

O stress tem quatro tipos,

1. Eustress
2. Angústia
3. Stress agudo
4. Stress crónico

Eustress: O Eustress é o stress "bom" ou "positivo" que ocorre em ambientes agradáveis. Pode ser uma surpresa, mas certos factores de stress podem ter um impacto positivo.

Angústia: A angústia é a forma negativa ou "má" de stress que surge quando se considera que o stress é perigoso, invulgar, injusto ou doloroso. A perda de emprego, a morte de um ente querido, uma doença prolongada, uma lesão catastrófica, o divórcio e a depressão são exemplos disso.

Stress agudo: O stress agudo é um tipo de stress que dura um curto período de tempo.

Pode ser tanto de eustress como de angústia. Uma apresentação em frente a um grupo de pessoas é um exemplo de stress agudo. O stress faz com que o coração transpire e a respiração acelere. Estas sensações duram apenas um curto período de tempo e o corpo recupera rapidamente. O tipo mais comum de stress é o stress agudo. Resulta de exigências e tensões anteriores, bem como de necessidades e pressões previstas para um futuro próximo.

Stress crónico: O stress crónico é um tipo de stress que dura muito tempo. Este tipo de stress pode ser causado por grandes acontecimentos, mas também pode surgir quando se acumulam pequenos factores de stress e não se consegue recuperar deles. Doenças prolongadas, redução ou reorganização da empresa e problemas conjugais prolongados são exemplos de stress crónico. O stress crónico é o mais perigoso para a saúde, uma vez que

aumenta o risco de esgotamento e outras consequências negativas[47].

Sinais e sintomas de stress

De acordo com Gwilt (2014), existem 10 sinais de stress durante a mudança:

1. Absentismo e chegada tardia ao trabalho.
2. A atitude de trabalho torna-se descuidada e desleixada.
3. Começa a falar negativamente sobre o trabalho e a empresa.
4. Demonstra resistência à mudança.
5. Muitas vezes, é o líder de uma "fábrica de boatos" que fala de falta de confiança.
6. Começa a concentrar-se em pormenores desnecessários.
7. Menos cooperante e mais hostil com a direção e os colegas.
8. Dificuldade em concentrar-se e torna-se mais inquieto.
9. Queixa-se de se sentir mal ou de ter de lidar com dores e sofrimentos.

10. Parece estar tenso, tenso ou nervoso e fala de dificuldades em dormir[51].

Quadro 5- Sinais de alerta e sintomas comuns de sobrecarga de stress

Cognitive Symptoms	**Emotional Symptoms**
• Memory problems • Inability to concentrate • Poor judgment • Seeing only the negative • Anxious or racing thoughts • Constant worrying	• Depression or general unhappiness • Anxiety and agitation • Moodiness, irritability, or anger • Feeling overwhelmed • Loneliness and isolation • Other mental or emotional health problems
Physical Symptoms	**Behavioral Symptoms**
• Aches and pains • Diarrhea or constipation • Nausea, dizziness • Chest pain, rapid heart rate • Loss of sex drive • Frequent colds or flu	• Eating more or less • Sleeping too much or too little • Withdrawing from others • Procrastinating or neglecting responsibilities • Using alcohol, cigarettes, or drugs to relax • Nervous habits (e.g. nail biting, pacing)[51]

Estratégias de gestão do stress

Aprender a dizer "não" - Saber quais são os limites e não os ultrapassar. Não é boa ideia assumir mais do que se pode fazer. Não há problema se não participar em todas as actividades organizadas pelo clube, fraternidade, irmandade ou amigos.

Atitude - É natural que as pessoas queiram passar-se. A mente é uma arma poderosa; utilize-a em seu benefício. Pensar em termos de relações pode ajudar a percorrer um longo caminho.

Rir - Faça algo que lhe dê prazer, arranje um passatempo, passe tempo com os amigos e aprenda a manter um equilíbrio saudável na sua vida. Expresse a sua insatisfação quando estiver aborrecido.

Alimentação saudável - Obtenha os nutrientes essenciais através de uma alimentação saudável. Todos os dias, coma pelo menos uma refeição quente e caseira.

Exercício - As actividades físicas podem ajudar a queimar calorias, bem como a libertar a tensão. A tensão pode ser aliviada pelo exercício. Recomenda-se a prática de exercício físico durante 30 minutos, três vezes por semana. Respire fundo algumas vezes para relaxar o corpo e a mente. Reserve um "tempo alargado" para fazer algo de que goste. Concentre-se no momento atual, praticando a "atenção plena". **Dormir** - O corpo precisa de pelo menos 7-8 horas de sono. Evite sestas que durem mais de uma hora porque interrompem o horário de sono para a noite seguinte.

Relações saudáveis - Fale com os seus amigos e passeie com eles para ter uma relação saudável. Encontre alguém com quem se possa relacionar e partilhar problemas.

Gestão do tempo - Arranje uma agenda, faça um horário ou até uma lista de tarefas para ajudar a gerir o tempo. Faça um horário para cada semana depois de o ter completado. Depois, para cada dia, faça um horário. Seja o mais exato possível. Faça um horário que inclua as reuniões das aulas, o tempo de estudo de uma determinada disciplina, as refeições, as actividades agradáveis e o sono.

Organização - Aprenda a organizar notas, a manter um registo dos trabalhos e a criar um calendário com as datas críticas e as datas dos exames. Faça uma lista de prioridades diárias.

Orçamento - Faça um orçamento mensal. Distribua os fundos de acordo com as contas que têm de ser pagas durante o trimestre (ou seja, renda, propinas, compras, artigos pessoais, casa, contas, gasolina, etc.) Determine quanto dinheiro poderá gastar em actividades "divertidas".

Espiritualidade - A espiritualidade é definida como a capacidade de se relacionar com os outros e a capacidade de encontrar um objetivo na sua vida. Descubra se é um aprendiz visual, auditivo ou cinestésico, determinando o seu tipo de aprendizagem.

Abrandar - Respirar fundo e ter consciência das limitações. Demore o tempo necessário para realizar a tarefa corretamente.

Encontre um sistema de apoio - Quer seja a mãe, a irmã, o irmão, um amigo ou um conselheiro, encontre alguém com quem se sinta à vontade para partilhar emoções. Por vezes, é importante deitar cá para fora as frustrações.

Delegar obrigações - Quando a escola ou o emprego se tornam demasiado pesados, dividir o trabalho ou as tarefas pode ajudar a aliviar a tensão e o esforço.[47]

ABORDAGEM DOS FACTORES DE RISCO COMUNS NA SAÚDE PÚBLICA DENTÁRIA

A Abordagem de Fator de Risco Comum (CRFA) é um método utilizado para criar programas de promoção da saúde interdisciplinares que partilham factores de risco comuns para a doença. Muitos dos factores de risco comportamentais que afectam negativamente a saúde oral também têm um efeito prejudicial na saúde geral. A Abordagem dos Factores de Risco Comuns tem tido grande influência na integração da saúde oral nas estratégias gerais de melhoria da saúde; pode ser adaptada às principais iniciativas de saúde pública para combater o peso das doenças não transmissíveis [DNT]. Ao adoptarem esta abordagem combinada, os profissionais de saúde dentária podem reduzir eficazmente a morbilidade e a mortalidade das doenças crónicas e diminuir a incidência das doenças orais, trabalhando no seio das suas organizações profissionais e entre elas para encontrar soluções duradouras.[52] O conceito-chave subjacente à abordagem integrada dos factores de risco comuns é que a promoção da saúde geral através do controlo de um pequeno número de factores de risco pode ter um impacto importante num grande número de doenças a um custo mais baixo, com maior eficiência e eficácia do que as abordagens específicas das doenças. [53] A abordagem dos factores de risco comuns (CRFA) é agora uma das mais aceites e abraçadas globalmente pelos decisores políticos em matéria de saúde oral. O conceito tem a sua origem nas recomendações feitas pela Organização Mundial de Saúde no sentido de uma abordagem integrada da prevenção de doenças crónicas. A conceção de programas de promoção da saúde com factores de risco comuns para doenças, tais como as DNTs e as doenças orais, é o foco da aplicação da Abordagem do Fator de Risco Comum (CRFA) à promoção da saúde oral. A Abordagem dos Factores Comuns de Risco/Saúde (CRHFA) distingue entre acções destinadas a reduzir os "factores de risco" e acções que promovem os "factores de saúde". A estratégia inclui esforços para melhorar a saúde através da redução dos riscos, da promoção da saúde e do reforço das possibilidades de lidar com determinados factores de risco - criando ambientes de apoio, reduzindo os efeitos negativos de certos factores de risco e facilitando mudanças de comportamento. O CRFA é baseado na epidemiologia das doenças crónicas comuns.[54] De acordo com a OMS, o consumo de tabaco, o consumo nocivo de álcool, uma dieta pouco saudável e uma má higiene oral são factores de risco para as doenças orais. Estes factores estão igualmente ligados ao cancro, às doenças cardiovasculares, à diabetes e às doenças respiratórias, as quatro principais doenças crónicas não transmissíveis (DNT)(55). Podem ser tomadas medidas integradas contra vários factores de risco relacionados com uma ou mais doenças. Em segundo lugar, se um dos factores de risco estiver associado a mais do que uma doença, o ataque pode ser integrado para além das fronteiras da doença. A terceira abordagem sobrepõe-se à primeira. Neste caso, alguns dos factores de risco agrupam-se em grupos de pessoas. A alteração de um dos factores pode influenciar os outros.[55]

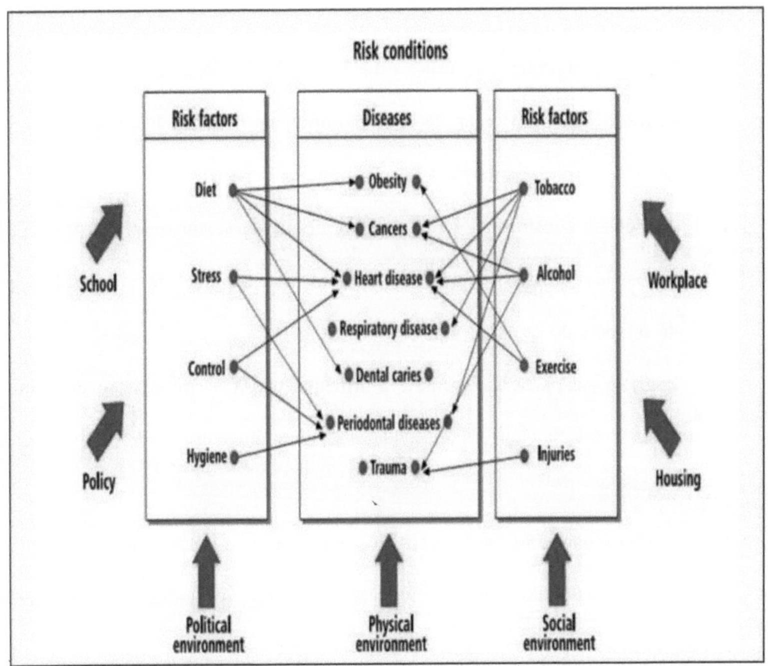

Abordagem do fator de risco comum (Sheiham e Watt 2000)

A base epimiológica da CRFA

Os principais riscos para as doenças crónicas são o tabagismo, as dietas ricas em gorduras saturadas e açúcares e pobres em fibras, frutas e legumes, o stress, o álcool, a higiene ambiental, as lesões e o estilo de vida sedentário.

i) **As dietas** ricas em ácidos gordos saturados, açúcares extrínsecos não lácteos (NMES) e pobres em poli-saturados, fibras e vitaminas estão associadas a doenças como as doenças coronárias, acidentes vasculares cerebrais, diabetes e cáries dentárias, etc. Considera-se desejável uma redução da ingestão de NMES, tendo em conta a sua cariogenicidade, bem como outros efeitos nocivos para a saúde em geral.

ii) **Fumar - o tabagismo** provoca doenças periodontais e outras doenças da mucosa oral.

iii) **Stress e controlo** - o stress está associado às doenças periodontais e à disfunção da ATM e as doenças periodontais podem aumentar o risco de doenças cardiovasculares.

iv) **Álcool** - o consumo **elevado** de álcool pode aumentar a pressão arterial, a cirrose hepática, as doenças cardiovasculares e o cancro da boca, da faringe, do fígado e do esófago.

v) **Higiene** - a placa bacteriana é a principal causa da inflamação gengival e periodontal. Se não for controlada, uma má higiene oral pode causar a perda de dentes.

vi) **Lesões** - os traumatismos dentários em crianças e jovens adultos estão, em grande parte, relacionados com a casa e a escola. As lesões são responsáveis por um grande número de internamentos hospitalares.

vii) **Exercício** - a falta de exercício físico é um fator de risco de doenças crónicas como as doenças cardiovasculares e a obesidade.[55]

Razões para o aumento do peso das doenças não transmissíveis

1. **Transição na economia e na** nutrição **devido** ao estilo de vida urbano e aos padrões alimentares, à diminuição do consumo de frutas e legumes e ao aumento do consumo de tabaco e álcool.
2. **A urbanização e o sedentarismo** conduzem a uma diminuição da atividade física, a um aumento do IMC acima de 25 e a um aumento dos níveis de stress[56].

Recomendações para a adoção do CRFA na Índia para reduzir o peso das DNT

- Ênfase nos factores de risco modificáveis partilhados e na unificação dos programas de saúde específicos das doenças pelas ONG.

- Abordagem baseada em contextos de promoção da saúde (escola, local de trabalho, aldeia)
- Reforço das capacidades das partes interessadas - prestadores de cuidados de saúde, decisores políticos, economistas da saúde e público em geral - para adoptarem o CRFA.
- As campanhas de educação para a saúde, comunicação e avaliação dos riscos devem centrar-se em todos os factores de risco modificáveis partilhados[56]

PROGRAMAS BASEADOS NO CRFA PARA DIFERENTES GRUPOS-ALVO

I. Programa CRFA para mulheres grávidas e lactantes

Visando as mulheres grávidas e lactantes e as crianças com menos de 5 anos de idade, o programa proporcionou educação sanitária, reforço das capacidades, capacitação, estratégias de prevenção das doenças da SMI (anemia macrocítica), abordando os vários factores de risco como a alimentação, a higiene, o álcool, o tabaco e o stress. O programa conduziu à redução das doenças respiratórias, da mortalidade materna, dos acidentes e das lesões. O programa capacitou as mães com conhecimentos sobre saúde (nutrição e desmame) e saúde oral.

II. Programa para crianças baseado no CRFA

O conceito foi desenvolvido pela OMS e este programa visa a promoção global da saúde das crianças em idade escolar, do pessoal escolar, das famílias e de outros membros da comunidade, através das escolas. O programa foi bem sucedido na melhoria da nutrição e da dieta, na prevenção de doenças e traumatismos orais e de outras doenças não transmissíveis. Também conduziu a medidas de reforço das capacidades e da capacitação da força de trabalho dentária para oportunidades de aprendizagem baseadas na comunidade conducentes a carreiras na prática rural.

III. **Programa para adolescentes baseado no CRFA**

O programa procurou abordar vários factores de risco que se considera afectarem habitualmente os adolescentes, como a alimentação inadequada, o tabaco, o álcool, o trauma, o stress e a inatividade física. O resultado do programa observou uma redução da prevalência de doenças orais, da obesidade, do consumo de tabaco e de álcool.

IV. **Programa para idosos com base no CRFA**

O programa alargou os serviços de cuidados de saúde, a educação para a saúde e o aconselhamento dietético. Durante o programa, foram focados vários factores de risco, como a alimentação, a higiene, o tabaco e o álcool, o stress e a inatividade física. Ao longo dos anos, o programa observou uma melhoria do estado nutricional, uma redução da obesidade, das doenças cardiovasculares e das doenças orais entre as pessoas do PACE (Programa de Cuidados Inclusivos para Idosos).

V. **Programa baseado no CRFA para pessoas com deficiência**

O programa previa várias medidas de saúde para reforçar as capacidades e o poder da população com deficiência, o que poderia ajudá-la especificamente a ultrapassar os factores de risco como a alimentação, o trauma, o stress e a inatividade física. O programa observou uma redução da inatividade física, da obesidade, da hipertensão e de doenças cardiovasculares entre as pessoas com deficiência.[52]

CONCLUSÃO

Uma boca saudável é uma premissa da saúde geral. A cavidade oral pode ser uma imagem em espelho de outras áreas do corpo e muitas doenças sistémicas manifestam-se nos tecidos moles da mucosa oral da boca. Quando a saúde oral está comprometida, a saúde geral pode ser afetada. Manter um estilo de vida saudável pode ser simplesmente herdar comportamentos saudáveis nas nossas vidas. O envolvimento dos doentes no autocuidado, promovendo comportamentos saudáveis como escovar os dentes duas vezes por dia, visitar o dentista regularmente, evitar a dependência de substâncias abusivas por via oral, tomar o pequeno-almoço todos os dias, ter uma dieta equilibrada e reduzir o stress, conduz a um bom estilo de vida em geral. Estes factores, juntamente com um sono mínimo de 7-8 horas por noite e um trabalho de 8-9 horas por dia, bem como um amplo exercício diário, podem ajudar os doentes a melhorar ou a proteger a sua saúde oral durante muitos anos. São necessários programas de saúde pública que dêem ênfase ao estilo de vida individual como fator determinante da saúde.

O estilo de vida pode ser um fator explicativo essencial que liga a saúde oral à saúde geral. O estilo de vida está associado a alguns, mas não a todos, os antecedentes ou factores predisponentes das doenças orais. A saúde oral é determinada pela dieta, higiene, tabagismo, consumo de álcool, stress e trauma. Uma vez que estas causas são comuns a várias outras doenças crónicas, a adoção de uma abordagem colaborativa é mais racional do que uma abordagem específica para cada doença. O estilo de vida é medido pelo comportamento em termos de saúde dentária, tabagismo, consumo de álcool, hábitos alimentares, estatuto socioeconómico, profissão e stress, que estão associados à cárie dentária, à periodontite, à erosão e ao cancro oral. Os prestadores de cuidados de saúde devem ter em conta as restrições que o estilo de vida de uma pessoa pode ter na melhoria do comportamento individual. Várias doenças orais estão associadas a doenças crónicas não transmissíveis, principalmente devido a factores de risco comuns. É urgentemente necessário reforçar a nível mundial os programas de saúde pública através da aplicação de medidas eficazes de prevenção das doenças orais e de promoção da saúde oral. Os desafios da melhoria da saúde oral são particularmente grandes nos países em desenvolvimento. O ónus total da melhoria da saúde não deve ser

A responsabilidade deve ser partilhada entre os indivíduos e as suas famílias. A responsabilidade deve ser partilhada entre os indivíduos e as suas famílias, entre as famílias e as suas comunidades; e entre as comunidades e os seus governos estatais, provinciais e nacionais. Cada nível de influência organizacional sobre o comportamento deve assumir alguma responsabilidade pela criação das condições económicas e ambientais que apoiarão estilos de vida saudáveis. Em suma, a obtenção de uma saúde óptima exige a adoção de estilos de vida saudáveis.

REFERÊNCIAS

1) Dariush D. Farhud. Impacto do estilo de vida na saúde. uma revisão sistémica. Iran J Public Health, 2015; 44(11): 1442-1444.

2) Bharathi Purohit, Abhinav Singh. Estilo de vida e saúde oral. Advances in Life Science and Technology, 2012; 3(8): 35-43.

3) Satyaranjan Mishra, Ayesh Das. Efeito do estilo de vida no padrão de saúde oral.uma revisão sistémica.International Journal of Community Dentistry, 2022; 10(2): 103-108.

4) Jagan Kumar Baskaradoss, Amrita Geevarghese, Abeer Al-Mthen, Hanan Al-Ghamdi, Ruba Al-Haudayris, Sarah Al-Obaidy, Waad Al-Saadi. Influência do estilo de vida no comportamento da saúde dentária. Journal of Lifestyle Medicine, julho de 2019; 9(2): 119-124.

5) Daniela Carmagnola, Gaia Pellegrini, Matteo Malvezzi, Elena Canciani, Dolaji Henin e Claudia Dellavia. Impacto das variáveis do estilo de vida nas doenças orais e na qualidade de vida relacionada com a saúde oral. Int. J. Environ. Res. Public Health, 2020; 17(6): 1-16.

6) S. Akhtar Hussain Bokhari. Impacto do estilo de vida na saúde oral. uma breve comunicação. Jornal de Ciências Médicas, 2005; 22(3); 1-2.

7) Basak Cinar, Heikki Murtomaa. Agrupamento da obesidade e da saúde dentária com factores de estilo de vida. Jornal de Factos sobre a Obesidade, 2008;1:196-202.

8) Francesco Bagordo, Antonella De Donno, Tiziana Grassi, Marcello Guido, Gabriele Devoti, Elisabetta Ceretti, Claudia Zani, Donatella Feretti, Milena Villarini, Massimo Moretti. Estilos de vida e fatores socioculturais entre crianças de 6 a 8 anos. BMC Saúde Pública, (2017); 233 (17): 2-12.

9) A.J.Veal. O conceito de estilo de vida: uma revisão. Leisure Studies, 1993; 12(4) :233-252.

10) Nishu Singla, Shashidhar Acharya, Ritesh Singla, Prajna Nayak. O impacto dos estilos de vida na cárie dentária de pacientes adultos no distrito de Udupi: estudo transversal. J Int Soc Prevent Community Dent, 2020;10:189-195.

11) Alimentação, nutrição e boa forma física. https://ncert.nic.in (acedido em 8-10-2023).

12) Hellas Cena e Philip C. Calder. Definição de um regime alimentar saudável: Evidence for the role ofcontemporary dietary patterns in health and disease. Nutrientes, 2020;12 (334): 1-15.

13) Francesca Brivio, Anna Viganò, Annalisa Paterna, Nicola Palena e Andrea Greco. Revisão narrativa e análise da utilização de "Lifestyle" na psicologia da saúde. Int. J. Environ. Res. Public Health, 2023; 20 (4427): 2-18.

14) Snehal Sonarkar, Rucheet Purba, Shishir Singh, Rajesh Podar. Components of the diet and it relation to dental caries: a review," Int J Contemp Dent Med Rev, 2014: 1-3.

15) Abdulhadi Warreth. Cárie dentária e sua gestão. International Journal of Dentistry,2023;1(1): 1-15.

16) Khushbu Yadavand Satyam Prakash. cárie dentária: uma revisão. Asian Journal of Biomedical and Pharmaceutical Sciences,2016; 6(53): 01-07.

17) Carlos Alberto Feldens, Paulo F. Kramer e Fabiana Vargas-Ferreira. O papel da dieta e da higiene oral na cárie dentária. Springer International Publishing AG, parte da Springer Nature, 2019;1(1): 31-55.

18) Xihua Lin e Hong Li. Obesity: Epidemiologia, Fisiopatologia e Terapêutica.

Fronteiras em Endocrinologia 2021;12(706978): 1-9.

19) Sharon M. Fruh. Obesidade: Factores de risco, complicações e estratégias para a gestão sustentável do peso a longo prazo. Jornal da Associação Americana de Enfermeiros Practitioners,2017; 29(1): 3-14.

20) Mahmood Safaei, Elankovan A. Sundararajan, Maha Driss, Wadii Boulila, Azrulhizam Shapi. Uma revisão sistemática da literatura sobre obesidade: compreensão das causas e consequências da obesidade e revisão de várias abordagens de aprendizagem automática utilizadas para prever a obesidade. Computadores em Biologia e Medicina 2021; 136(104754): 2-17.

21) Daan L. de Frel, Douwe E. Atsma, Hanno Pij, Jacob C. Seidell, Pieter J. M. Leenen, Willem A. Dik e Elisabeth F. C. Van Rossum. O impacto da obesidade e do estilo de vida no sistema imunitário e a suscetibilidade a infecções. Frontiers in Nutrition 2020; 7(597600):1-12.

22) Khusboo Kumari, Ashish Singla, Patthi Basavaraj, Shilpi Singh. Estilo de vida e saúde oral - areview. Jornal de Ciências Orofaciais e da Saúde, 2014; 5(2): 61-66.

23) Kakarla Priyanka, Kudlur Maheswarappa Sudhir, V. chandra sekhara reddy, RVS. Krishna Kumar, G. Srinivasulu. Impacto da dependência do álcool na saúde oral - um estudo comparativo transversal. Journal of Clinical and Diagnostic Research, 2017; 11(6): 43-46.

24) R. Grocock. A relevância do álcool para a prática odontológica. British Dental Association, 2018; 5(18025): 11-15.

25) Mahesh R Khairnar, Umesh Wadgave e Sonam M Khairnar. Efeito do alcoolismo na saúde oral: areview. J Alcohol Drug Depend 2017; 5(3): 1-5.

26) K. Peycheva e E. Boteva. Efeito do álcool na saúde oral. Ata Medica Bulgarica,

2016; 23(1): 71-77.

27) https://health.uconn.edu/sbirtacademy/wp-content/uploads/sites/101/2016/08/Dental- brochure.pdf (último acesso em outubro de 2023).

28) Sangeeta Gajendra, Scott McIntosh, Sucharu Ghosh. Efeitos do consumo de produtos do tabaco na saúde oral e o papel dos prestadores de cuidados de saúde oral na cessação: uma revisão narrativa. Doenças Induzidas pelo Tabaco, 2023; 21(12): 1-16.

29) Anima Bhandari, Nisha Bhatta. O tabaco e a sua relação com a saúde oral. J Nepal Med Assoc, 2021;59(243):1204-6.

30) K.H. Awan. Efeitos do consumo de tabaco na saúde oral - artigo de revisão. Annal Dent Univ Malaya, 2011; 18(4): 18-23.

31) Mina Rashidi, Asghar Mohammadpoorasl, Mohammad Hasan Sahebihagh. Fumo ambiental do tabaco e autorregulação educacional e realização em alunos do primeiro ano do ensino médio. Jornal de Medicina e Vida, 2020; 13 (2): 229-234.

32) Gauravi A. Mishra, Sharmila A. Pimple, Surendra S. Shastri. An overview of the tobacco problem in India (Uma visão geral do problema do tabaco na Índia). Jornal Indiano de Oncologia Médica e Pediátrica, 2012; 33 (3): 139145.

33) Sabiha Shaheen Shaik, Dolar Doshi,SrikanthReddy Bandari, PadmaReddy Madupu, Suhas Kulkarni.Tobacco use cessation and prevention - a review.Journal of Clinical and Diagnostic Research, 2016; 10(5):13-17.

34) Andrew McIvor, John Kayser, Jean-Marc, Gerald Brosky, Penny Demarest, Philippe Desmarais, Christine Hampson, Milan Khara, Ratsamy Pathammavong, Robert Weinberg. Melhores práticas para intervenções de cessação tabágica nos

cuidados primários. Canadian Respiratory J, 2009; 16 (4): 129-134.

35) Jung Ha Park, Ji Hyun Moon, Hyeon Ju Kim, Mi Hee Kong, Yun Hwan Oh. Estilo de vida sedentário: visão geral das provas actualizadas de potenciais riscos para a saúde. Coreano J Fam Med 2020;41(7):365-373.

36) Dr. Mfrekemfon P. Inyang, e Okey-Orji, Stella. Estilo de vida sedentário: Health Implications. Jornal de Enfermagem e Ciências da Saúde. 4(2): 20-25.

37) Mark Stephen Tremblay, Rachel Christine Colley, Travis John Saunders, Genevieve Nissa Healy e Neville Owen. Physiological and health implications of a sedentary lifestyle (Implicações fisiológicas e para a saúde de um estilo de vida sedentário). Appl. Physiol. Nutr. Metab, 2010; 35(4): 725-740.

38) Hui Fang, Yuan Jing, Jie Chen, Yanqi Wu e Yuehua Wan. Tendências recentes no tempo sedentário: uma revisão sistemática da literatura. Healthcare, 2021; 9 (969): 2-19.

39) Neville Owen, Phillip B. Sparling, Geneviève N. Healy, David W. Dunstan e Charles E. Matthews. Comportamento sedentário: evidências emergentes de um novo risco para a saúde. Mayo Clin Proc, 2010; 85(12): 38-41.

40) Sunandini Ghosh, Manabi Paul, Kousik Kumar Mondal, Sandip Bhattacharjee, Pritha Bhattacharjee. Estilo de vida sedentário com risco aumentado de obesidade em profissionais académicos adultos urbanos: um estudo epidemiológico em Bengala Ocidental, Índia. Scientific Reports, 2023; 13(48): 1-10.

41) Carlos Jose Gonzalez Tejeda, Javier Fernando Plata Mora, Amelia Meza Acevedo, Juan Camilo Velazquez Rodriguez, Milagro del Carmen Cantillo Padilla, Lauren Marenco Garcia, e Laura Vanessa Montes Perez. Estilo de vida sedentário em idosos e sua associação com o desenvolvimento de doença cerebrovascular. Health

Science Journal,2023; 17(4): 1-4.

42) Carl J. Lavie, Cemal Ozemek, Salvatore Carbone, Peter T. Katzmarzyk, Steven N. Blair. Comportamento sedentário, exercício e saúde cardiovascular. Circulation Research, 2019;124: 799-815.

43) Akindutire. Isaac Olusola Olanipekun, Johnson Adetunji. O estilo de vida sedentário como inibição para uma boa qualidade de vida e longevidade. Journal of Education and Practice, 2017; 8(13): 39-43.

44) Stress e saúde. https://www.who.int. último acesso em novembro de 2023.

45) Habib Yaribeygi, Yunes Panahi, Hedayat Sahraei,Thomas P. Johnston, Amirhossein Sahebkar. O impacto do stress na função corporal: uma revisão. Revista de ciências experimentais e clínicas, 2017;16:1057-1072.

46) Neil Schneiderman, Gail Ironson e Scott D. Siegel. Stress and health: psychological, behavioral, and biological (Stress e saúde: psicológico, comportamental e biológico). Annu Rev Clin Psychol, 2005; 1: 607-628.

47) Sujaritha, Deepa, Nandhini, Vandhana e Mahalakshmi. Stress e gestão do stress: A review. Jornal indiano de ciências naturais, 2022; 13(73): 58-71.

48) Amir Mohammad Shahsavarani, Esfandiar Azad Marz Abadi, Maryam Hakimi Kalkhoran. Stress: factos e teorias através da revisão da literatura. Revista Internacional de Revisões Médicas, 2015; 2(5): 230-241.

49) Dr. Deepti Bhargava & Hemant Trivedi. Um estudo das causas do stress e da gestão do stress entre os jovens. Revista Internacional de Gestão e Ciências Sociais, 2018; 11(3): 108-117.

50) Lia Metreveli, Ketevan Japaridze. O stress como parte integrante da nossa vida. ESI Preprints, setembro de 2022. https://doi.org/10.19044/esipreprint.9.2022.p812.

(último acesso em novembro de 2023).

51) Cam T.H. Tran, Hieu T.M. Tran, Huy T.N. Nguyen, Dung N. Mach. Gestão do stress no local de trabalho moderno e o papel dos profissionais de recursos humanos. Ética Empresarial e Liderança, 2022; 4(2): 27-40.

52) C. Santhosh Kumar, Shweta Somasundara. Abordagem do fator de risco comum: encontrar um terreno comum para melhores resultados em matéria de saúde. Revista Internacional de Investigação Médica Contemporânea, 2017; 4(6): 67-70.

53) Sreekanth Bose. Abordagem de fator de risco comum para doenças orais - uma análise SWOT. Ata Scientific Dental Sciences, 2019; 3(9): 1-3.

54) Abhinav Parakh, Jayachandra Megalamanegowdru, Anubhuti Jain e Sourabh Sahu. Estratégias e abordagens na prevenção de doenças orais - uma abordagem de fator de risco comum. Journal of Oral and Dental health, 2017; 1(1): 1-2.

55) Sheiham A, Watt G. A abordagem do fator de risco comum: uma base racional para a promoção da saúde oral. Community Dent Oral Epidemiology, 2000; 28(3): 399-406.

56) Kunal C Oswal. Abordagem de risco comum para a promoção e prevenção da saúde oral. Indian J Dent Res, 2010; 21(2): 1.

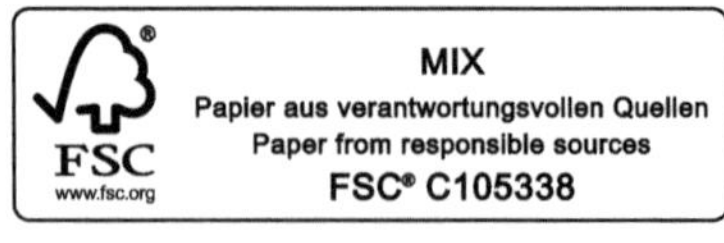

Printed by Books on Demand GmbH, Norderstedt / Germany